ÜBER PSYCHOLOGIE UND PSYCHOPATHOLOGIE DES KINDES

VON

DR. THEODOR HELLER
DIREKTOR DER ERZIEHUNGSANSTALT WIEN-GRINZING

ZWEITE, ERWEITERTE AUFLAGE

Springer-Verlag Berlin Heidelberg GmbH
1925

ISBN 978-3-662-40515-4 ISBN 978-3-662-40992-3 (eBook)
DOI 10.1007/978-3-662-40992-3

Vorwort.

Das vorliegende Büchlein ist eine Zusammenfassung von Vorträgen, die ich seinerzeit im Informationskurs des Komitees zur Förderung der Jugendfürsorge in Wien gehalten habe. Die Vorträge sind dann in der Zeitschrift der Vereinigung österreichischer Hochschuldozenten: „Das Wissen für Alle“ erschienen und in Buchform herausgegeben worden. Das Büchlein hat namentlich in Eltern- und in Lehrerkreisen freundliche Aufnahme gefunden und ist selbst ins ferne Ausland gedrungen. Auch ist es für Lehrzwecke verwendet worden, so in pädagogischen Seminarien und in Fortbildungskursen, und als Behelf zur Vorbereitung für das Hilfsschullehrerexamen.

Die zweite Auflage ist in den Verlag Julius Springer in Wien übergegangen. Die beiden ersten Vorträge haben verhältnismäßig nur geringe Änderungen erfahren. Hingegen mußten die Ausführungen über Psychopathologie einer gründlichen Umarbeitung unterzogen werden, insbesondere um der Bedeutung der Lehre von den psychopathischen Konstitutionen hinlänglich gerecht zu werden. Ein kurzes fünftes Kapitel in Form eines Vortrages ist hinzugekommen, um einzelne aktuelle Fragen noch besonders behandeln zu können.

Das anspruchslose Büchlein will nichts anderes sein als ein Führer und Wegweiser. Wenn es die Erkenntnis vermittelt, wie dringend notwendig das Studium nicht bloß der Psychologie, sondern auch der Psychopathologie des Kindes für alle diejenigen ist, die sich irgendwie mit der Pflege, der Erziehung und dem Schutz des Kindes befassen, so hat es seinen Zweck voll und ganz erfüllt.

Wien-Grinzing, Weihnachten 1924.

Th. Heller.

Inhaltsverzeichnis.

I. Psychologie des Kindes.

II. Psychopathologie des Kindes.

I. Psychologie des Kindes.

Grundtatsachen.

Erster Vortrag.

Mit Beginn dieses Jahrhunderts hat eine mächtige Bewegung zugunsten des Kindes eingesetzt. Kinderschutz und Jugendfürsorge hatten sich zunächst auf das körperliche Gebiet bezogen. Aber das Interesse für das Gedeihen des Kindes blieb nicht darauf beschränkt. Man traf auch in seelischer Hinsicht Notstände an, denen abgeholfen werden mußte. Hier waren es die Unzufriedenheit mit den Ergebnissen der praktischen Pädagogik, die immer mehr zutage tretenden Widersprüche in den Prinzipien, die Erziehung und Unterricht beherrschten, welche nach einer exakten Grundlegung der Pädagogik drängten. Daß die Erforschung des Seelenlebens des Kindes diese Grundlage sein müsse, darüber konnte kein Zweifel bestehen. Der Einfluß der Kinderpsychologie tritt vor allem in den Bestrebungen der modernen Schulreform zutage, die mit vielen überlieferten, auf Jahrzehnte zurückreichenden Vorurteilen gebrochen hat und ihre Methoden lediglich auf genauer Beobachtung des kindlichen Seelenlebens, der kindlichen Eigenart aufzubauen sucht. Kinderpsychologische Kenntnisse sind die notwendige Voraussetzung für jede planmäßige Erziehung, für jeden Unterricht, der die geistigen Fähigkeiten der Kinder entwickeln und sie zu selbständigem Denken befähigen will. Es gibt Personen, die sich in der Erziehung von Kindern durchaus von Einfällen und von Eingebungen mehr gefühlsmäßiger Art leiten lassen und manchmal unleugbare Erfolge erzielen. Von dieser Beschaffenheit ist vielfach die Elternpädagogik, insbesondere das Vorgehen vieler Mütter, die ohne Vorkenntnisse, gleichsam naiv an die Erziehung ihrer Kinder herantreten. Hier handelt es sich aber zumeist um Kindesnaturen, deren geistige Entwicklung gänzlich der Norm entspricht, bei denen nur ein klarer und offener Blick nötig ist, um zu erkennen, was dem Kinde zur gedeihlichen Entfaltung seiner sich kräftig geltend machenden Anlagen geboten werden muß. Eine solche laienhafte Pädagogik versagt aber sofort, wenn Aufgaben schwieriger Art vorliegen, wenn auch nur vorübergehende Abweichungen von der Norm vorkommen. Wir sehen oft, daß solchen Schwierigkeiten gegenüber pädagogische Routine nichts ausrichtet, während der Fachmann, der über psychologische Kenntnisse verfügt, nach entsprechender Beobachtung und auf Grund sachlicher Erwägungen über solche Hemmnisse hinwegzukommen und das Erziehungswerk zu einem gedeihlichen Ende zu führen vermag. Was pädagogischer Unverstand und laienhafte Überschätzung der eigenen Fähigkeiten sündigen, das tritt am klarsten bei vielen Kindern zutage, deren Seelenleben von Anfang an abnorm ist und sich daher den herkömmlichen Erziehungsgewohnheiten von Eltern oder sonstigen unkundigen Erziehern nicht fügt. Ein großer Teil der katastrophalen Ausgänge, die solche Existenzen früher oder später finden, könnte vermieden werden, wenn derartige Kinder zur Zeit ihrer Entwicklungsfähigkeit nicht Gegenstand ungeeigneter Experimente wären, sondern von sachkundigen, mit den Störungen des kindlichen Seelenlebens hinreichend vertrauten Fachpädagogen in einer den Prinzipien der Heilpädagogik entsprechenden Art erzogen würden. Kein Heilpädagoge kann aber seinen Aufgaben gerecht werden ohne tiefgründige Kenntnisse der Psychopathologie des Kindes- und Jugendalters. Die Zahl der Psychopathen ist in ständiger Zunahme begriffen, eine Tatsache, die nach jeder schweren Erschütterung der wirtschaftlichen Verhältnisse in Erscheinung tritt. Es ist nicht möglich, jugendliche Psychopathen, die intellektuell den Forderungen der öffentlichen Schule entsprechen, in ihrer Gesamtheit auszusondern und für sie besondere Erziehungsstätten zu schaffen, dies um so weniger, als in den meisten derartigen Fällen auch noch mit dem Widerstand der Eltern gerechnet werden müßte. Da also Psychopathen einen nicht geringen Perzentsatz der Schüler in öffentlichen, allgemeinen Lehranstalten bilden, so bedarf auch der Lehrer der Normalschulen dringend Kenntnisse in der Psychopathologie des Kindes- und Jugendalters. Ohne solches Wissen steht der Lehrer, auch die besten pädagogischen Absichten vorausgesetzt, einem sich nicht normal entwickelnden Schüler hilflos gegenüber. Wir werden die Fragen, die sich hier des weiteren ergeben, zum Schlusse dieser Vorträge noch ausführlicher zu besprechen haben.

Man kann von einer verhältnismäßig jungen Wissenschaft nicht verlangen, daß sie alle Probleme zur Lösung bringt. Aber schon die Vertiefung in die hier in Betracht kommenden Fragen selbst ist eine treffliche Schule pädagogischen Denkens. Alle Aneignungen theoretischer Art setzen sich um in ein tieferes Verständnis der kindlichen Eigenart und kommen der pädagogischen Praxis unmittelbar zustatten. Wohl auf keinem Gebiet der Geisteswissenschaften stehen Theorie und Praxis in so enger Wechselwirkung als gerade hier. Aus der Praxis fließt eine große Zahl von Erkenntnissen, welche die Wissenschaft bereichern können, und diese wirken unter Umständen wieder befruchtend auf die pädagogische Praxis zurück. Der Zweck meiner Ausführungen besteht lediglich darin, Ihnen Anregungen zu geben und Ihr Interesse wachzurufen für einen Gegenstand, dessen praktische Bedeutung bisher viel zu wenig gewürdigt worden ist. Auf Vollständigkeit können die Vorträge nach keiner Richtung hin Anspruch erheben. Wer ein gründliches Studium der Psychologie und der Psychopathologie des Kindes beabsichtigt, der sei auf die Werke verwiesen, die ich zum Schlusse der Vorträge bekanntgeben werde.

Wie alle modernen Disziplinen steht auch die Kinderpsychologie im Zeichen der Entwicklungslehre. Das neugeborene Kind ist mit Trieben und Instinkten ausgerüstet, die der Lebenserhaltung dienen. Es gleicht in dieser Hinsicht einem primitiv organisierten Tier. Aber schon im ersten Lebensjahr macht das Kind erstaunliche Fortschritte. Vergleichen wir das neugeborene Kind mit einem Kind, das das erste Lebensjahr zurückgelegt hat, so müssen wir bewundern, welche ungeheuere Arbeitsleistung in diesem kurzen Zeitraum vollbracht ist. Das Kind hat gelernt zu stehen, sich kriechend fortzubewegen, in vielen Fällen sogar die ersten selbständigen Schritte zu machen. Die Lautsprache hat begonnen, das Kind vermag die Personen seiner Umgebung zu erkennen, sie mit den primitiven Ausdrücken der Kindersprache zu benennen. Gedächtnis, Wille, Aufmerksamkeit sind in ihren einfachsten Beziehungen vorhanden. Das gesamte Rüstzeug für die weitere geistige Entwicklung hat das Kind im ersten Lebensjahr bereits erworben.

Zwei Grundtatsachen sind es, welche die Fortschritte des Kindes kennzeichnen; man kann diese festlegen in den *Prinzipien des Fortschreitens* (*der Progression*), *und der Entfaltung* (*der Evolution*).

Das Prinzip der Progression besteht darin, daß die Entwicklung des Kindes in bestimmter Reihenfolge fortschreitet, wobei der vorangegangene Prozeß immer die Vorbedingung zum nächsthöheren bildet. Setzen wir als Beispiel die Fortbewegung des Kindes. Schon in den ersten Lebensmonaten vermag das Kind sich aufzurichten. Bald tritt das Bedürfnis ein, die Füße zu gebrauchen, zunächst, indem das Kind, zu Boden gebracht, sich aufstellt und auf diese Weise das Gleichgewicht behauptet. Diese ruhende Stellung genügt ihm bald nicht mehr. Das Bedürfnis nach Fortbewegung, nach Erreichung eines Zieles tritt ein; unfähig, die der Schrittbewegung entsprechende Koordination vorzunehmen, kriecht das Kind; dann folgen Gehübungen, die schließlich zur selbständigen Gehbewegung führen. Sie sehen hier den gleichsam methodischen Fortschritt. Ganz ähnlich die Sprache. Zunächst drücken die Laute des Kindes nur die elementaren Gefühle, Lust und Unlust, aus, dann folgt in Nachahmung der Sprache Erwachsener die Hervorbringung von Lauten, welche die zunehmende Geschicklichkeit der Artikulationswerkzeuge immer mannigfaltiger gestalten läßt. Hierauf gewinnt das Kind die Beziehung von Vorstellung und Laut oder Lautkomplex. Endlich wird die Sprache dem Kinde ein Mittel zur Verständigung. Immer abwechslungsreicher werden die Lautbeziehungen oder -Verbindungen, immer zahlreicher die Vorstellungen, welche das Kind sprachlich zu bezeichnen vermag. — Die Nahrungsaufnahme des Kindes beschränkt sich zunächst auf die Benützung des angeborenen Saug- und Schluckreflexes. Mit der Beibringung breiiger und fester Nahrung lernt das Kind alle jene Bewegungen der Mundwerkzeuge ausführen, welche zur Verarbeitung der gebotenen Nahrungsstoffe erforderlich sind. Die einfachen Methoden der Kinderaufzucht sind nichts anderes als die Anpassung der Umgebung an dieses Prinzip der Progression. Es gilt das, was die Natur fortschreitend bietet, zu üben und anzuwenden. Naturgemäß ist die Erziehung und Pflege, wenn sie dem natürlichen Fortschritte, der natürlichen Progression Rechnung trägt, wenn sie sich ihr anpaßt. Unnatürlich, wenn Leistungen vom Kinde verlangt werden, welche die Natur noch nicht vorbereitet hat, oder wenn die natürliche Entwicklung durch Beibehaltung überwundener Erziehungs- und Pflegemaßregeln unterbunden wird. Man gefährdet ein Kind nicht bloß in körperlicher Hinsicht, wenn man ihm vorschnell die Mutterbrust entzieht, es vorzeitig an feste Nahrung zu gewöhnen sucht. Man schadet dem Kinde, wenn man ihm unermüdlich vorspricht und es auf diese Weise vor der normalen Zeit zum Sprechen zu bringen bestrebt ist. Man handelt gegen das natürliche Interesse des Kindes, wenn man vorzeitig Gehübungen anstellt und hierdurch dem natürlichen Gehenlernen zuvorzukommen sucht.

Ebenso aber handelt man höchst unvernünftig, wenn man das Kind noch zu einer Zeit an der Mutterbrust läßt, in der seine Entwicklung die Zuführung anderer Nahrung verlangt, oder wenn man in der primitiven Kindersprache zu ihm spricht, sobald es das natürliche Verlangen hat, entwickeltere Sprachformen zu gebrauchen, oder wenn man ihm die Unterstützung versagt, die es zur Ausübung koordinierter Gehbewegungen braucht, und das Kind aus Angst, es könne sich beschädigen, über die erforderliche Zeit hinaus nicht zu Boden bringt.

Neben dem Prinzip der Progression beherrscht das Prinzip der Evolution das Seelenleben des Kindes. Wir sehen, daß eine primitive Tätigkeit sich zu immer höherer Vollkommenheit entwickelt. Die verschiedenen Stadien der Entwicklung stehen nicht unvermittelt nebeneinander. Was ursprünglich bloß Spiel ist, bloß Freude an Bewegung, sei es der Gehwerkzeuge oder der Sprachorgane, wird immer mehr ziel- und zweckdienlich. Das Lallen des Kindes wird alsbald erfüllt von mannigfachen Ausdrucksbewegungen der Freude und des Schmerzes. Wer diese Äußerungen mit Aufmerksamkeit verfolgt, wird immer mehr Nuancen heraushören. Es ist nachgewiesen, daß viele Wörter, die das Kind mechanisch nachzusprechen erlernt hat, zunächst zum Ausdruck subjektiven Gefühls- und Willenslebens dienen, bevor ihnen objektive Bedeutung zukommt und sie als Mittel für das Denken verwertet werden. Diesen letzteren Vorgang bezeichnet man als Intellektualisierung der Sprache. — Die ersten Gehversuche sind ungeschickt, unproportioniert und finden schon nach wenigen Schritten ihr Ende. Mit zunehmender Übung beobachten wir auch hier eine Anpassung an Entfernung und Richtung; auch hier sehen wir, wie eine ursprünglich einfache Funktion immer abwechslungsreicher, ziel- und zweckentsprechender sich gestaltet.

Abgesehen von den psychologischen, finden wir in dieser Entwicklung auch wichtige physiologische Gesetzmäßigkeiten verwirklicht. Eine Funktion bahnt der andern den Weg. Das Kind lernt zunächst gehen; es übt damit das große Bewegungszentrum des Gehirns ein. Ist diese Übung bis zu einem gewissen Grade fortgeschritten, dann erfolgt die Übung jenes viel feineren Funktionen dienenden, viel komplizierteren Gehirnzentrums, das der Sprache vorsteht. Zunächst wird die grobe, bahnende Arbeit verrichtet, bevor die Fein- und Kleinarbeit im Gehirn beginnt. Dasselbe gilt von der Sprachfunktion selbst. In der ersten Zeit erfolgt die Bahnung jener größeren Gehirnteile, als deren kleinere Bezirke sich die Zentren des Sprachgehörs und der Sprachbewegungen darstellen. Erst wenn das Kind sich selbst hört, seine eigenen, zunächst reflexartigen Sprachbewegungen beherrscht, fängt jene Kleinarbeit im Gehirn an, welche die detaillierte Ausbildung des Sprachhör- und Sprachbewegungszentrums zum Ziele hat.

Bei der Spracherwerbung spielt der Nachahmungstrieb des Kindes eine bedeutsame Rolle; dieser unterscheidet sich von den anderen ererbten Trieben der Kindheit dadurch, daß er nicht zu immer den gleichen motorischen Reaktionen führt, sondern je nach der Eigenart des kopierten Vorbildes wechselnde Handlungen bewirkt und dadurch als Lehrmeister für die gesamte Bewegungsfähigkeit des Kindes auftritt. Während im ersten Sprachstadium des Kindes, dem der Lallaute, vorwiegend einzelne Artikulationsgebiete in Anspruch genommen werden, bringt das Kind auf dem Wege der Nachahmung Artikulationsbewegungen hervor, die sich auf nahezu das gesamte Sprachgebiet beziehen, welches das Kind später beherrschen soll. Ja, es hat hier, wie auch auf anderen Gebieten der Motorik, den Anschein, als ob gerade gewisse Schwierigkeiten in der Hervorbringung von Bewegungen den Anreiz böten, sich mit deren Nachahmung zu befassen und immer wieder Neues in Angriff zu nehmen. Der Nachahmungstrieb steht auch zum Gesetz der Evolution in Beziehung. Er übt nämlich jene Bewegungen zunächst rein mechanisch ein, die später für die geistige und körperliche Entwicklung des Kindes von Bedeutung sind und macht auf diese Weise Gebiete wegsam, die für den geistigen Aufbau des Kindes in Betracht kommen. In Bezug auf die Sprache zeigt sich das Bestreben, die Bewegungsfähigkeit des Artikulationsgebietes auf eine gewisse Höhe zu erheben, bevor bewußte Sprachnachahmungen unter Zugrundelegung der Wortbedeutungen einsetzen. Das Kind ahmt Wörter nach, ohne Rücksicht darauf, ob es diese inhaltlich auffaßt oder nicht, es vergißt auch eine Menge von Wörtern und merkt sich dieselben oft erst später nach wiederholtem Vorsprechen. Bewegungen anderer Art werden viel früher nachgeahmt, z. B. das Mundspitzen schon im vierten Monat. Wir sehen, daß auch die zeitliche Abfolge der Nachahmungen sich durchaus nach den Bedürfnissen des Kindes richtet, zweckmäßig in die Entwicklung eingreift und zu rechter Zeit jene Bewegungen ausbildet und zur Verfügung stellt, die das Kind zum Auf- und Ausbau seiner körperlichen und seelischen Leistungsfähigkeit benötigt.

Der Nachahmungstrieb steht in naher Beziehung zur Merkfähigkeit, zum Gedächtnis der Kinder. Jede Nachahmung, auch wenn sie zunächst nur triebhaft erfolgt, läßt im Bewußtsein eine Spur zurück, die sich immer mehr verstärkt, je häufiger sie ausgeführt, geübt wird. Diese Funktion wird fortgesetzt und befestigt durch ziel- und zweckmäßige Bewegungen, mögen sie nun dem Sprechen, dem Gehen, der Nahrungsergreifung, dem Betasten, dem Abmessen von Dingen mit den Augen dienen. So entsteht das motorische oder Bewegungsgedächtnis. Neben diesem entwickelt sich das Gedächtnis für alle jene Wahrnehmungen, welche die Sinnesorgane vermitteln. Unzählige Bilder bringt der Gesichtssinn; eine Fülle von Tönen und Geräuschen dringt durch das Gehörorgan ein; undeutlicher, aber für die seelische Verfassung des Kindes von nicht zu unterschätzender Bedeutung sind die Projektionen des Geschmacks-, Geruchs- und Tastsinnes. — Das sensorische oder Sinnengedächtnis und das Bewegungsgedächtnis gehen mannigfache Verbindungen zueinander ein. Die gleichmäßige Entwicklung beider, deren harmonisches Zusammenwirken sind wichtige Erfordernisse für die spätere geistige Entwicklung und gleichzeitig eine bedeutsame Aufgabe der Pädagogik, soweit sie die ersten Lebensjahre betrifft.

Eine Seelenkraft, der schon in den ersten Lebensjahren hohe Bedeutung für die Entwicklung der geistigen Fähigkeiten des Kindes zuzusprechen ist, gelangt nun in den Vordergrund: die Aufmerksamkeit. Im ersten Lebensjahr ist die Aufmerksamkeit gebunden, von den Sinneseindrücken abhängig. Jenen Vorstellungen, die mit vorherrschender Intensität eintreten, wendet sich die Aufmerksamkeit gleichsam automatisch zu. Späterhin wird die Aufmerksamkeit immer freier. Indem sie das Kind willkürlich bald diesen, bald jenen Vorgängen in seiner Umgebung zuwendet, rückt es sie in helleres Licht, verleiht ihnen größere Schärfe und Deutlichkeit.

Dieses Spiel der Aufmerksamkeit bewirkt, daß das Gleichartige und Ungleichartige der Vorstellungen unterschieden wird. Es gibt eine große Zahl von Vorstellungen, die nur in gewissen Hinsichten übereinstimmen, in anderen sich unterscheiden. Diese Ähnlichkeitsbeziehungen führen zu psychischen Funktionen höherer Art: zum Urteilen und Schließen. Im selben Maße, als das Kind die Fähigkeit erlangt, immer kompliziertere Vorstellungsbeziehungen herzustellen, schließlich von den Einzelvorstellungen zu abstrahieren und in Begriffen zu denken, schreitet die Verstandesentwicklung vorwärts. Zu den Beziehungen nach Ähnlichkeit und Unähnlichkeit treten noch andere hinzu, die ebenso wichtig, ebenso grundlegend sind. Die Erkenntnis der Kausalität, der Beziehungen von Ursache und Wirkung, drängt sich auf, wenn die Vorstellungen nicht nebeneinander, sondern in ihrem Ablauf beurteilt werden.

Die Veränderungen, die diesem Verhältnis entsprechen, können von dem Kinde auch willkürlich hervorgebracht werden. Das Kind lernt alsbald seine eigenen Tätigkeiten diesem Verhältnis entsprechend zu ordnen; sein Tun und Lassen wird von bestimmten Gesetzmäßigkeiten beherrscht, das Handeln nach Motiven, die Hervorbringung bestimmter Tätigkeiten zu bestimmten Zwecken, tritt immer mehr in den Vordergrund des Seelenlebens. Die höchste seelische Funktion, das Wollen, ist auf diese Weise begründet. Indem das Wollen in bestimmter Richtung sich geltend macht, im Seelenleben des Kindes immer neue Motive zum Handeln herbeischafft, entsteht eine bestimmte Tendenz zur Lebensführung; bestimmte Grundsätze werden gewonnen und prägen sich in der Art und Weise aus, in der das Kind die Erfahrungen der Außenwelt auffaßt, bearbeitet und für sein Handeln verwertet. Die Charakterentwicklung beginnt auf dieser Basis und schafft jene Differenzierung des psychischen Lebens, die jedem Individuum ein bestimmtes Gepräge, eine besondere Note verleiht.

Wäre das Kind nur auf jene Vorstellungen angewiesen, die durch seine Sinneswahrnehmungen vermittelt werden, so wäre der Umkreis seiner Vorstellungen ein verhältnismäßig enger. Es tritt aber eine psychische Funktion hinzu, welche kaleidoskopartig neue Vorstellungen aus den Elementen früherer Vorstellungen zusammensetzt, ein Denken in Bildern ermöglicht und das Kind weit über das Maß des unmittelbar Erlebten und Erworbenen hinausführt: die Phantasie. — Die Phantasie ist bei Kindern in den ersten Lebensjahren von besonderer Intensität. Oft ist es ganz wundersam, welche Veränderungen Kinder mit den Wahrnehmungs- und Anschauungsstoffen vornehmen, wie sie mit fast dichterischer Schaffenskraft Neues produzieren, alles beleben, eine phantastische Welt um sich schaffen. Das Liebste, was man Kindern in dieser Zeit bieten kann, sind Märchen. Nur eine übelwollende und mißtrauische Pädagogik konnte sich dafür aussprechen, daß Kindern die Erzählung von Märchen vorenthalten werden solle; bietet man Kindern nicht gute Phantasieanregung durch unsere bewährten Kinder- und Hausmärchen, so kann es vorkommen, daß die Phantasie zügellos waltet, daß ihre Schöpfungen für die weitere geistige Entwicklung zwecklos, sogar schädigend werden. Wenn einem Kind die Märchenerzählungen schaden, dann sind nicht die Erzählungen daran schuld, sondern die Eigenart des Kindes, das als psychopathisch fachmännischer Behandlung zu überweisen ist.

Wir sehen, daß das Gedächtnis des Kindes die Bausteine bereitgelegt hat, welche Verstand und Phantasie in verschiedener Weise bearbeiten. Damit haben wir aber die Analyse der psychischen Funktionen im Kindesalter keineswegs erschöpft. Ich habe bereits gesagt, daß das neugeborene Kind fast nur die Gefühle der Lust und Unlust aufweist, daß auch späterhin vor allem das Gefühlsleben des Kindes sich entwickelt. Diese Gefühle sind gleichsam die Wegweiser für die weitere geistige Entwicklung. Das Kind strebt nach Eindrücken, die ihm angenehm sind, es wehrt ab, was ihm unangenehm ist. Angenehme Sensationen prägen sich dem Gedächtnis besonders deutlich ein. Lustbetonten Vorstellungen wendet sich die Aufmerksamkeit zu, sie sind zumeist Motive für ein erstes, primitives Handeln. Das Phantasieleben des Kindes ergeht sich oft auf weiten Umwegen über dieselben Gebiete: Erstreben von Lust-, Abwehr von Unlustgefühlen.

Sie sehen also, wie das Gefühlsleben des Kindes gleichsam den ganzen psychischen Mechanismus in Bewegung setzt, und Sie werden begreifen, warum die Gefühlslehre, in der älteren Psychologie und selbst von dem großen *Herbart* ganz nebensächlich behandelt, gegenwärtig im Vordergrund des psychologischen Interesses steht.

Jeder Empfindung, jeder Vorstellung, jedem Ablauf von Vorstellungsreihen ist ein Gefühlston eigen. Alle diese Gefühle bewegen sich in den Gegensätzen von Lust und Unlust. Aber auch hier wird das Grundprinzip der Evolution offenbar. Die Gefühle werden immer feiner, immer komplizierter, sie entfernen sich, je mehr die geistige Entwicklung des Kindes vorwärts schreitet, immer mehr von den rohen, sinnlichen Elementargefühlen. Es entstehen die ästhetischen Gefühle, die schon das Geklingel der ersten Kinderreime, das Anhören von Kinderliedern, die Betrachtung von Bildern, die dem Kind gefallen, anbahnt. Weiterhin entwickeln sich jene Gefühle, die den Denk- und Erkenntnisprozeß begleiten, die Gefühle, welche dem Willensakt eigentümlich sind. Bekanntlich hat die Sprache keine Bezeichnungen für die unendliche Fülle von Gefühlen, ihre Abstufungen und Nuancen geprägt, die wir in uns selbst beobachten und die in der Seele des Kindes erwachen, immer weiter fortschreitend, immer feiner und distinkter werdend.

Eine ganz besondere Stellung im Seelenleben der Kinder nehmen die sozialen Gefühle ein. Wie überhaupt die Gefühle der Kinder einen wichtigen Angriffspunkt für die Erziehung ausmachen, so besonders die sozialen Gefühle. Kein geringerer als der englische Philosoph und Pädagoge *Herbert Spencer* hat darauf hingewiesen, daß das Kind von Natur aus ein gewaltiger Egoist ist und sich in seinem Gefühlsleben ähnlich verhält wie irgendein Mitglied einer weit zurückgebliebenen Menschenrasse. Dieses Verhalten würde, wenn das

Gefühlsleben des jungen Menschen nicht der Abänderung und Veredlung zugänglich wäre, zu ganz entsetzlichen Konsequenzen führen, und die Verwahrlosung wäre nicht Ausnahme, sondern die Regel. Wächst ein Kind unter verständiger Führung und Leitung in einer sittlichen Gemeinschaft auf, so ergibt sich schon daraus eine gewisse soziale Erziehung. Das Leben in einer Familie bedingt Ein- und Unterordnung. Aber das genügt nicht. Die ethische Erziehung des Kindes erscheint als dringende Notwendigkeit. Das Kind muß unbedingt von früh an veranlaßt werden, sich allgemeinen sittlichen Grundsätzen zu fügen. Um dies zu erreichen, ist die Erziehung zum Gehorsam eines der wichtigsten Erfordernisse. Ein Kind, das nicht gehorcht, ist nicht sozial zu erziehen und daher der Verwahrlosung preisgegeben. Allerdings darf diese Erziehung zum Gehorsam nicht zu blinder Dressur werden, den Willen des Kindes ertöten und es seiner Eigenart berauben, indem es angewiesen wird, sich in allen Stücken den Wünschen der Erwachsenen zu fügen. Eine Erziehung, die sich nur auf Gehorsam stützt und der Entwicklung des kindlichen Willens keinen Spielraum läßt, wird mehr schaden als nützen. Der Gehorsam des Kindes soll und muß aber dort in Anspruch genommen werden, wo es gilt, Prinzipien der Sittlichkeit zu verwirklichen, auch dann, wenn hiefür beim Kinde noch nicht das richtige Verständnis besteht. Solche Akte des Gehorsams zu intellektualisieren, sie in ihrer Notwendigkeit und Wirkung dem Verständnis des Kindes näherzubringen, wird eine Aufgabe seiner weiteren Erziehung sein.

Die Triebe und Instinkte, die das Kind zum Teil schon mit auf die Welt bringt, bleiben erhalten, sie werden aber verändert, veredelt und immer höheren Funktionen dienstbar. Erziehlich von ganz besonderer Wichtigkeit ist der Nachahmungstrieb, über den wir schon früher bei der Spracherwerbung des Kindes gesprochen haben. Infolge der nahen Beziehungen, die zwischen Nachahmungstrieb und Gedächtnis bestehen, geht an dem Kind nichts spurlos vorüber, was sich in seiner nächsten Umgebung zuträgt. Nicht alles wird und kann nachgeahmt werden; aber die Tendenz zur Nachahmung besteht auch für solche Vorgänge und Dinge, deren Auffassung man dem Kinde oft gar nicht zutraut. So erklärt sich die ungeheuere erziehliche Wirkung des Beispiels. Häßliche Gebärden, Affektbewegungen, die aus Zorn, Haß, Leidenschaften aller Art entspringen, prägen sich der Seele des Kindes ein, sie bleiben als Vorstellungsspuren im Gedächtnis haften. Ihre Wiederholung erhöht die Klarheits- und Deutlichkeitsgrade. Solche stark gefühlsbetonte Vorstellungen und Vorstellungsspuren werden aber späterhin sehr leicht Motive von Handlungen und bestimmen in diesem Sinne die Charakterentwicklung. So wird uns auch das Geheimnis mancher sogenannten angeborenen Charakteranlagen offenbar. Das Kind hat als Zuschauer verschiedener Handlungen Erwachsener gewisse Tendenzen zu eigenem Handeln erworben. Wie einerseits gute Beispiele außerordentlich förderlich, so sind anderseits schlechte Beispiele geradezu verderblich für die Charakterentwicklung des Kindes selbst zu einer Zeit, in der man das Kind für einen lediglich passiven Zuschauer hält.

Die Entwicklung der geistigen Fähigkeiten · Kind und Schule.

Zweiter Vortrag.

Wir haben uns bisher mit einigen Grundtatsachen im Seelenleben der Kinder vertraut gemacht und zu erfassen gesucht, welche Konsequenzen diese Tatsachen für die Erziehung der Kinder haben. Mit dem sechsten Lebensjahr beginnt in unseren Ländern die Schulpflicht, und es muß zugegeben werden, daß diese rein empirisch gefundene Altersgrenze tatsächlich auch in psychologischer und physiologischer Hinsicht zutreffend ist. Solange die grundlegenden psychischen Funktionen noch nicht befestigt waren, wäre jede absichtliche, planmäßige Einwirkung auf das Denkvermögen der Kinder, ausgehend von bestimmten Lehrstoffen unter Zugrundelegung einer fixen Zeiteinteilung, von Übel. Nicht an den Erkenntnistrieb, wohl aber an den Spieltrieb haben sich die Bemühungen, das geistige Leben der Kinder zu fördern, bisher gewendet. Die große Bedeutung des Spieltriebes für die geistige Entwicklung der Kinder hat vor allem *Fröbel,* der Begründer des deutschen Kindergartens, erkannt. Der Spieltrieb, dem Nachahmungstrieb nahe verwandt, ist, wie der Psychologe *Groos* gezeigt hat, nicht bloß den Menschen, sondern auch den Tieren eigen. Überall steht er im Dienste der Selbstvervollkommnung; alle Seiten des seelischen Lebens finden im Spiel Anregung und Förderung. Sehr treffend hat der Pädagoge *Döring* eine vierfache Bedeutung des Jugendspiels nachgewiesen; es ist Selbstpflege, Selbstübung, Selbstzucht und Selbstunterricht.

Fröbel bewies sein feines pädagogisches Verständnis dadurch, daß er den Kindern nur wenige Beschäftigungsmittel in die Hand gab und sie anleitete, die primitiven Darstellungen in ähnlicher Weise phantastisch zu beleben, wie dies das freie Spiel normaler Kinder lehrt. Einem spielfreudigen Kind genügen die geringsten, einfachsten Mittel, einige Klötzchen, Stäbchen, Lappen, um daraus alle möglichen Dinge zu gestalten. Es ist sehr fraglich, ob die schlichte Methode *Fröbels* ersetzt oder überboten werden kann durch die Darbietung einer großen Zahl wenn auch sinnreicher Beschäftigungsmittel, die weniger die Phantasie als den Verstand der Kinder in Anspruch nehmen und vielfach schulmäßige Kenntnisse und Fertigkeiten schon in das vorschulpflichtige Alter hineintragen.

Wenn auch der Schulbeginn mit dem sechsten Lebensjahre vollständig berechtigt ist, so darf sich die Schule doch darüber nicht hinwegsetzen, daß das Kind seinen bisherigen Lebensgewohnheiten keineswegs entsagen will und kann. Es ist durchaus unrichtig, scharf zwischen Spiel- und Lernalter zu unterscheiden in dem Sinne, daß eine gewisse Gegensätzlichkeit zwischen beiden angenommen wird und hier eine verschiedene pädagogische Behandlung Platz greift. Ernstbeschäftigungen können nur allmählich an die Stelle des Spieles treten, es muß ein Übergang hergestellt werden, der darin besteht, daß die ersten Unterrichtsstoffe in der Art vermittelt werden, wie das Kind sich Dinge, die es geistig erwerben will, selbst zurechtzulegen pflegt. Man wird zunächst der Phantastik des Kindes Rechnung tragen müssen und seiner Vorliebe für Analogien, die dem Aufsuchen von Verbindungen von Neuem mit bereits Bekanntem dient. Je fester im Anfang die neuen Stoffe mit Erfahrungen aus dem früheren Leben des Kindes verknüpft sind, desto sicherer wird das Fundament gelegt werden können, auf dem sich die weitere geistige Entwicklung des Kindes aufbaut. Es ist die Ansicht mancher hervorragenden Pädagogen, daß gerade die ersten Darbietungen in der Schule, die Art, wie der Lehrer das Kind zur Erfassung und Bearbeitung des Neuen anleitet, für dessen spätere Lernarbeit von größter Bedeutung wird. Deshalb ist der Unterricht in der Elementarklasse und hier namentlich die erste Schulzeit von besonderer Wichtigkeit. Ich betrachte es als einen schlimmen Unfug, wenn man der Schule diese grundlegende Arbeit durch vorzeitige Erteilung des Unterrichtes seitens oft pädagogisch gänzlich unkundiger und unerfahrener Personen entzieht.

Der Unterricht hat eine materiale und eine formale Aufgabe zu erfüllen. Die erstere besteht in der Vermittlung von Kenntnissen und Fertigkeiten, die für das Leben notwendig sind; die letztere darin, daß das Denken der Kinder eine bestimmte

Regelung und Richtung erhält. Die Selbsttätigkeit, die Spontaneität des Kindes wird in den Vordergrund gerückt. Nicht zufällige Momente sind für die Wissensaneignung bestimmend, sondern die Absicht, alle Kategorien des Denkvermögens gleichmäßig zu üben und anzuregen. Von der unmittelbaren Anschauung ausgehend, schreitet der Unterricht zur Bildung klarer, distinkter Begriffe weiter; er bringt diese Begriffe in logische Beziehungen zueinander. Zu dem Denken in Bildern, welches dem frühen Kindesalter eigentümlich ist, kommt das Denken in Begriffen hinzu. Schon in den einfachen Zahlvorstellungen vollzieht sich diese Abstraktion. Das Kind wird angeleitet, von den zählbaren Einzeldingen abzusehen und die Zahlen als Symbole für weitere logische Operationen zu benützen, als deren elementare Formen sich die Grundrechnungsarten darstellen. Im Lesenlernen verlieren die einzelnen Zeichen sukzessive ihre anschauliche Bedeutung; sie gehen schließlich ganz in der Wortbedeutung unter. Wir haben hier jenen interessanten Prozeß psychischer Verschmelzung vor uns, der in verschiedenen Zusammenhängen immer wiederkehrt. Das Lernen, die Wissensaneignung in ihren einfachsten Beziehungen, zeigt uns eine interessante psychologische Gesetzmäßigkeit. Wir sehen, wie eine Funktion, die zunächst im Vordergrund des Bewußtseins steht, mit dem Gefühl der Anstrengung und Mühe verbunden ist, bald zu einem automatischen Akt wird, in eine niedere Bewußtseinssphäre rückt, um neuer Denkarbeit Platz zu machen. Wir haben es hier mit der Mechanisierung psychischer Arbeit zu tun; wir sehen, wie das Einmaleins, das in den ersten Klassen soviel Nachdenkens bedurfte, schließlich ohne sonderliche Mühe hergesagt wird, wie das Buchstabieren, das dem ABC-Schützen soviel Kopfzerbrechen verursachte, bald nicht mehr nötig ist, weil der Anblick gewisser Buchstabenkomplexe die entsprechende Wortvorstellung gleichsam von selbst auslöst.

Mit der Vermittlung von Kenntnissen und Fertigkeiten ist aber die Aufgabe der Volksschule keineswegs erschöpft. Aus der natürlichen Progression und Evolution ergeben sich psychische Kräfte, die zur Betätigung drängen. Es entspricht durchaus nicht der Natur gesunder Kinder, sich auf die Erwerbung von Kenntnissen zu beschränken. Passives Aufnehmen genügt dem Kinde nicht; es will sich bewegen, gestalten, das, was in seinem Innern vorgeht, zu lebensvollem Ausdruck bringen. Dies zeigt sich oft in den Spielen der Kinder, in ihren freien Schöpfungen, die bisweilen Schärfe der Beobachtung, Kombinationsgabe und nicht selten sogar künstlerisches Empfinden verraten.

Der älteren Pädagogik kann der Vorwurf nicht erspart werden, daß sie an diesen Offenbarungen kindlicher Schaffensfreude und kindlichen Tätigkeitsdranges zumeist achtlos vorübergegangen ist, ja, unter Umständen sogar diese reine und reiche Quelle künftiger Selbständigkeit und Arbeitsfreude zum Versiegen gebracht hat. Bei Kindern, die beständig im Banne des Lernens stehen, sich Stoffe aneignen müssen, die ihnen oft innerlich fremd sind, bilden sich derartige Begabungen bald zurück, ein Umstand, der nicht selten in mangelnder Spielfreude, selbst in mangelnder Bewegungsfreude zum Ausdruck kam. In anderen Fällen wieder artete unter dem Druck wesensfremder Anforderungen dieser Tätigkeitstrieb aus. Er wurde zum Zerstörungstrieb, der verschiedenen ethischen Regelwidrigkeiten die Bahn öffnete. Die Klage, daß in der modernen Schule, der Arbeitsschule, zu wenig gelernt werde, daß sich hier die Kinder zu sehr spielend betätigen, zeigt, wie fern manchen Eltern psychologische Erwägungen liegen. Das Beste, was die Schule leisten kann, ist die richtige Behandlung und Verwertung der Kräfte, die den Gesetzen der Evolution und Progression entsprechend in der Seele des Kindes reifen. In diesem Sinne sind die von dem Kinde selbst erarbeiteten Erkenntnisse unendlich wertvoller als alles, was dem Kinde beigebracht werden kann. Wir brauchen ein tatkräftiges, sich seiner Fähigkeiten bewußtes Geschlecht, das von früh an weiß, was es will und dem Arbeit Lebensbedürfnis wird. Dazu soll uns die moderne Schule verhelfen.

Diese Prinzipien sind nicht neu. *Herbert Spencer* hat ihnen schon in seinem im Jahre 1861 erschienenen Buche: „Die Erziehung in intellektueller, moralischer und physischer Hinsicht“ Ausdruck gegeben. Ich kann es mir nicht versagen, hier einige Sätze aus dem zweiten Kapitel: „Intellektuelle Erziehung“ wiederzugeben: „In der Erziehung sollte die Selbstentwicklung bis aufs alleräußerste ermutigt werden. Die Kinder sollten dahin geleitet werden, daß sie ihre eigenen Untersuchungen anstellen und ihre eigenen Schlüsse ziehen. Es sollte ihnen so wenig als möglich gesagt werden, sie sollten vielmehr veranlaßt werden, so viel als möglich zu entdecken.“ „Jedes Stück des Wissens, das der Schüler selbst erworben hat, jedes Problem, das er selbst gelöst hat, wird sein geistiges Eigentum in weit höherem Maße, als es sonst der Fall ist.“ Was *Herbert Spencer* für das fernere Leben von solchem Vorgehen erwartet, spricht er folgendermaßen aus: „Mut im Angriff von Schwierigkeiten, geduldige Konzentration der Aufmerksamkeit, Ausdauer auch bei anfänglichem Mißerfolg, das sind Charaktereigenschaften, die das spätere Leben besonders erfordert und die dieses System besonders hervorbringt."

Daß diese Methode außerdem im besten Sinne kindertümlich ist und das Kind mit Lustgefühlen erfüllt, wird man ihr nicht als Nachteil anrechnen können, wenn es auch nicht an Stimmen fehlt, die es verurteilen, daß die moderne Schule dem Wesen und den Wünschen der Kinder allzusehr entgegenkomme, und die von der Schule geradezu verlangen, daß sie auf den Ernst des Lebens vorbereite. Sie betrachten noch immer die frühere, mit Strafen reichlich besetzte Schuldisziplin als die Voraussetzung für jeden bleibenden unterrichtlichen Erfolg. Manche Eltern geben ihre Wünsche in dieser Richtung den Lehrern gegenüber unumwunden kund. Lassen wir diesbezüglich *Herbert Spencer* wieder zu Worte kommen: „Solange die Menschen die Dinge und Orte nicht mögen, die ihnen schmerzliche Erinnerungen zurückrufen, und andere lieben, die sie an vergangene Freuden erinnern, solange werden beschwerliche Stunden ihnen das Wissen abstoßend und angenehme Stunden es ihnen anziehend machen. Menschen, denen während ihrer Kindheit die Belehrung in mühevollen Aufgaben unter Drohungen und Strafen aufgezwungen wurde, und die niemals zu der Gewohnheit unabhängigen Forschens erzogen wurden, werden wahrscheinlich in späteren Jahren nicht mehr Lernende sein wollen; diejenigen aber, denen Belehrung in den natürlichen Formen und zur geeigneten Zeit erteilt wurde, und die sich an ihre Tatsachen nicht nur als an sich interessant, sondern auch als an die Gelegenheiten einer langen Reihe von erfreuenden Erfolgen erinnern, werden wahrscheinlich ihr Leben lang den in der Jugend begonnenen Selbstunterricht fortsetzen."

Die Schule soll auch erziehlich auf das Kind einwirken, allerdings zunächst in einer bestimmten Richtung und ohne die Erziehung im Elternhaus entbehrlich zu machen. Das Kind wird Mitglied einer Gemeinschaft, in der Rechte und Pflichten gleichmäßig verteilt sind. Gemeinsames Arbeiten, gemeinsame Interessen verbinden es mit Altersgenossen. Es treten aber auch Gegensätzlichkeiten auf, die in den verschiedenen Charakteren der Kinder begründet sind. So entstehen einerseits soziale Gefühle, auch solche höherer Art, Freundschaft, Hilfsbereitschaft, Gemeinschaftsgefühl, anderseits andersgearteten Elementen gegenüber jene Gefühle und Willensrichtungen, die mit der Geltendmachung der eigenen Persönlichkeit verbunden sind und auf dieser Altersstufe im Rauf- und Kampftrieb ihren oft drastischen Ausdruck finden.

Die moderne Schule begnügt sich jedoch nicht mit jenen Erziehungseinflüssen, die sich aus dem Schulleben an und für sich ergeben. Der Lehrer muß auch soweit als möglich zu individualisieren, die Eigenart seiner Schüler kennen zu lernen und dieser Rechnung zu tragen suchen. Hierzu ergibt sich Gelegenheit bei den mehr freien Betätigungen im Rahmen der Schule, bei Spielen, bei Arbeiten, bei sportlichen Übungen und bei Wanderungen. Der hygienische Wert dieser Einrichtungen, insbesondere für Großstadtkinder, steht außer Frage; noch höher vielleicht ist aber ihr Wert in pädagogischer Hinsicht zu veranschlagen, weil hier Schüler und Lehrer, unbeschwert von den Fesseln der Disziplin, sich genauer kennenlernen können und weil hier Einwirkungen möglich werden, die oft für die Charakterentwicklung des Schülers, sein Fühlen und Wollen von ausschlaggebender Bedeutung sind.

Allerdings kann die Schule nur dann ihren segensreichen Einfluß auch in erziehlicher Hinsicht ausüben, wenn das Elternhaus seinen erziehlichen Verpflichtungen bis zu einem gewissen Grade nachgekommen ist und die ethischen Elementargefühle zur rechten Zeit in dem Kind erweckt hat. Die Schule ist keine Besserungsanstalt. Der Lehrer wird nur dann seinen Erziehungsaufgaben gerecht werden können, wenn er hinlänglich erzogene Kinder zur Schule bekommt. Leider fehlt vielen Eltern, auch solchen der sogenannten besseren Kreise, die Fähigkeit oder der Wille zur Erziehung. Ihre Kinder kommen häufig in einem Zustand zur Schule, der von Verwahrlosung nicht weit entfernt ist. Diese Kinder brauchten eine strenge Beherrschung, eine Disziplin, die der modernen Schule, die vom Geiste des Wohlwollens erfüllt ist, ferne liegt. Wenn solche Elemente die Schule verlassen, ohne hinlänglich erzogen zu sein, so trifft das Verschulden lediglich die Eltern oder die sonstigen daheim zur Erziehung berufenen Personen, die ihre Pflichten gröblich vernachlässigt haben. Die moderne Schule will und kann keineswegs die häusliche Erziehung ersetzen oder entbehrlich machen. Sie arbeitet auf die Veredlung der Kindesnaturen hin und hat eine gewisse erziehliche Einwirkung des Elternhauses zur Vorbedingung. Daher das Bestreben der Schule, mit den Eltern und Angehörigen der Schüler Fühlung zu nehmen, sich in den Erziehungsobliegenheiten mit ihnen zu teilen. Läge die häusliche Erziehung der Kinder nicht derart im argen, wie in der gegenwärtigen Zeit, so würde die moderne Schule auch auf dem Gebiete der Erziehung weit mehr und Erfreulicheres leisten können, und mancher Vorwurf würde verstummen, der in letzterer Hinsicht gegen die moderne Schule erhoben wird.

Die Fortschritte eines Kindes im Unterricht hängen zunächst von seinen Fähigkeiten ab. Wir berühren hiermit ein ziemlich schwieriges Kapitel der pädagogischen Psychologie, dessen Bedeutung mich zu größerer Ausführlichkeit veranlassen wird. Man unterscheidet allgemeine Fähigkeiten, die sich bei jeder einzelnen geistigen Arbeit mit betätigen, und spezielle Fähigkeiten, die sich immer nur an bestimmten Arten von Bewußtseinsinhalten zeigen. Die Grundlage aller Fähigkeiten besteht in den Eigenschaften und Merkmalen der Aufmerksamkeit, die bei verschiedenen Individuen sehr verschieden sind.

Es gibt Kinder, die ihre Aufmerksamkeit sehr scharf einstellen können und daher allen Vorstellungen, die sie erfassen, große Klarheit und Deutlichkeit verleihen. Bei anderen Kindern fehlt diese Konzentration der Aufmerksamkeit, sie sind leicht ablenkbar. Dieser Mangel kann aber unter Umständen behoben werden durch Übung und Wiederholung, so daß die häufige Vorführung des Wissensstoffes schließlich hinlänglich klare Vorstellungen ergibt. Das Verhalten der Aufmerksamkeit ist nicht bloß abhängig von deren aktiver Lenkung und Beherrschung, sondern auch von der Hemmung sekundärer Vorstellungen, die nicht zur Sache gehören und die Aufmerksamkeit nach verschiedenen Richtungen ablenken. Kinder, die nicht imstande sind, solche Hemmungen einzuschalten, heißen zerstreut. Diese Zerstreutheit kann ein dauernder Zustand sein und stellt dann den Erfolg des Unterrichtes ernstlich in Frage, oder sie kann nur vorübergehend sein und ist dann bedingt durch ungünstige Disposition oder Ermüdung, die sich immer einstellt, wenn man die Aufmerksamkeit des Kindes allzulange in Anspruch nimmt. Weiterhin hängt der Erfolg des Unterrichtes davon ab, ob die vermittelten Vorstellungen im Bewußtsein isoliert bleiben oder bekannte Vorstellungen verwandter Art anregen.

Das Vermögen, verwandte Vorstellungen zu assimilieren und zu assoziieren, ist nicht bloß bei verschiedenen Kindern, sondern auch für verschiedene Unterrichtsgegenstände häufig ungleichmäßig vorhanden; es hängt oft von dem Willen des Kindes ab, das sein Interesse dem einen Gegenstand mehr als dem andern zuwendet. Eine große Rolle spielen fernerhin Phantasie und Gedächtnis. Die Phantasie ist bekanntlich die Fähigkeit, in Bildern zu denken. Bei vielen Kindern bewirkt die Phantasietätigkeit eine gewisse Selbstveranschaulichung, indem sie sich bildlich klar machen können, was sie hören oder lesen. Die Phantasie des Kindes kann als gute Stütze beim Unterricht verwertet werden, insbesondere wenn sie durch entsprechende Anschauungsmittel angeregt und in die richtige Bahn gelenkt wird. Von größter Bedeutung ist das Gedächtnis, dessen elementare Beziehungen wir schon an früherer Stelle erörtert haben. Es gibt streng genommen nicht ein Gedächtnis, sondern verschiedene Gedächtnisarten. Die Sinnesorgane sind durch die Sinnesnerven mit verschiedenen Distrikten der Großhirnrinde verbunden; so z. B. breitet sich der Sehnerv im Hinterhauptslappen, der Hörnerv im Schläfenlappen aus. In diesen Ausbreitungszonen der Sinnesnerven liegen die Gedächtnisstationen der einzelnen Sinnesorgane. Aber diese sind nicht isoliert, sondern durch Fasern, sogenannte Assoziationsfasern, miteinander verbunden. Außerdem sind gewisse Leistungen des Menschen, vor allem die Sprache, in bestimmten Zentralstationen der Großhirnrinde vertreten. Die Sprache hat nach ihren verschiedenen Beziehungen gesonderte Vertretungen im Gehirn, die durch Assoziationsfasern in naher Beziehung stehen und sich daher zu einheitlicher Arbeit vereinigen können.

Für die Entwicklung der verschiedenen Gedächtnisse ist nicht bloß die Übung maßgebend; hier sind zweifellos auch anatomische und physiologische Faktoren von Bedeutung, über die an dieser Stelle zu sprechen zu weit führen würde. Es gibt Menschen, bei denen das Gedächtnis für Gesichtswahrnehmungen vorherrscht. Viele besitzen die Fähigkeit, nicht bloß Bilder von Dingen und Vorgängen, die sie einmal erlebt haben, mit sinnlicher Lebhaftigkeit immer wieder zu erneuern, sondern auch rein phantastisch optische Bilder hervorzurufen. Dies trifft namentlich bei Kindern und bei Jugendlichen, insbesondere zur Pubertätszeit, zu. Andere Personen haben ein sehr gutes akustisches Gedächtnis. Dieses ist am meisten bildsam und den Einflüssen der Übung besonders zugänglich. Aber auch sogenannte Teilgedächtnisse können wir hier häufig beobachten, z. B. musikalisches Gedächtnis, Zahlengedächtnis, Wortgedächtnis usw.

Es ist psychologisch erklärlich, daß solchen Materien, deren gedächtnismäßiges Festhalten besonders erleichtert ist, sich die Aufmerksamkeit gleichsam von selbst zuwendet. Individuen mit starkem musikalischen Gedächtnis interessieren sich für Musik, Individuen mit ausgeprägtem Zahlensinn für Mathematik oder Statistik, und dieses Interesse bedingt auf dem Wege der Übung wieder eine Zunahme der betreffenden Gedächtnisleistungen, die sich unter Umständen ins Unglaubliche, Monströse steigern können. Große Gedächtnisleistungen können aus hervorragender Begabung, aber auch aus einer gewissen krankhaften Einseitigkeit hervorgehen. Es gibt Pädagogen, die das Gedächtniswissen in den Schulen auf das Mindestmaß einschränken wollen und jede Übung des Gedächtnisses als geradezu schädlich für die Intelligenzentwicklung erachten. Diese aus pathologischen Verhältnissen gewonnene Erkenntnis trifft aber für das normale Kind im allgemeinen nicht zu. Die Fähigkeiten des normalen Kindes sind sicherlich zum großen Teil durch seine Gedächtnisanlagen bestimmt. Diese entscheiden aber vielfach auch über die Art der Auffassung. Das akustisch begabte Kind lernt am leichtesten, wenn es sich selbst die Lernstoffe vorspricht; es muß den Lehrstoff hören, wenn es ihn behalten soll. Wenn dies nicht möglich oder späterhin nicht mehr notwendig ist, so besteht sein geistiges Arbeiten zumeist in einer Reproduktion von Lautvorstellungen. Das optisch begabte Kind lernt durch Reproduktion der Schriftzeichen und hier gibt es wieder Spielarten, indem das eine sich die Lernstoffe geschrieben, das andere gedruckt vorstellt. Wenn die Wissensaneignung späterhin nicht mehr mit solcher sinnlichen Lebhaftigkeit vor sich geht, so erfolgt doch stets beim Besinnen, beim Nachdenken, je nach der Anlage eine Reproduktion von Wortlauten oder Schriftsymbolen, je nachdem das Individuum dem akustischen oder dem optischen Sinnestypus angehört.

Man hat versucht, die Häufigkeit der verschiedenen Sinnestypen zu ermitteln, und namentlich amerikanische Lehrer und Lehrerinnen haben zu diesem Zwecke statistische Untersuchungen in ihren Klassen vorgenommen. Es ist klar, daß aus solchen Zahlen allgemeine Schlüsse nicht abgeleitet werden können. Aber an der allgemeinen Tatsache muß festgehalten werden, daß in den Schulklassen Vertreter und Vertreterinnen aller Sinnestypen beisammensitzen und daher in verschiedener Weise disponiert sind, den Lehrstoff in sich aufzunehmen. Der Lehrer muß seinen optisch begabten Schülern gerecht werden, indem er an die Tafel schreibt und das Anschauungsvermögen der Kinder möglichst allseitig anregt; er muß sprechen, sprechen lassen, nicht bloß um das sprachliche Ausdrucksvermögen der Schüler zu üben, sondern auch um jene Kinder hinlänglich zu fördern, bei denen Erfassen und Behalten auf dem akustischen Wege besonders erleichtert sind.

Aus dem Gesagten ergibt sich, daß man Kindern, ohne ihre psychische Eigenart genau zu kennen, nicht vorschreiben kann und darf, wie sie daheim lernen sollen. Das akustisch veranlagte Kind wird beim Lernen sprechen und auf diese Weise seinen Aufgaben am leichtesten und besten gerecht werden; das Kind, welches den optischen Sinnestypus repräsentiert, wird lesend und schreibend lernen. Wenn ein Erwachsener einem Kind befiehlt, in der einen oder der andern Art zu lernen, weil er mit der einen oder der andern Methode an sich oder einem Bekannten gute Erfahrungen gemacht hat, so beruht ein solcher Befehl oder Ratschlag auf ungenügenden psychologischen Kenntnissen, denn selbst in einer Familie, unter Geschwistern, kommen verschiedene Sinnestypen vor und bedingen verschiedene Arten der häuslichen Wissensaneignung. Die Mißerfolge des Lernens sind oft darauf zurückzuführen, daß das Kind, in Unkenntnis seiner Eigenart oder infolge Auftrages von unkundiger Seite, in einer Art lernt, die dem ihm eigenen Sinnestypus widerspricht.

Solche Beobachtungen beweisen, daß manche pädagogischen Probleme ohne entsprechende psychologische Kenntnisse nicht zu lösen sind.

Die Lehre von den Fähigkeiten der Kinder enthält noch eine Reihe interessanter psychologischer Probleme, auf die hier näher einzugehen nicht möglich ist. Die Fähigkeiten des Kindes sind in psychologischer Hinsicht nichts Einheitliches, sondern bestehen aus einer Anzahl Komponenten, die wir zum Teil durch unsere Analyse nachgewiesen haben. Außer in qualitativer Hinsicht differenzieren sich die Fähigkeiten der Kinder auch in intensiver Hinsicht. Man spricht von schwacher, mittlerer, starker und hervorragender Begabung. Die allgemeine Volksschule muß auch mit Kindern von mittlerer und selbst schwacher Begabung rechnen; für die Schwachbegabten wurden besondere Schulen mit geringeren Anforderungen begründet, die sogenannten Hilfsschulen. In Mannheim geht die Differenzierung noch weiter; dort ist ein dreigliedriges Schulsystem geschaffen worden, und es bestehen neben den Normalschulen noch Förderklassen und Hilfsschulen. Wie weit das Bestreben reicht, Schulsysteme nach den Fähigkeiten der Kinder zu schaffen, beweist die in neuerer Zeit erfolgte Begründung von Begabtenschulen, die ein Schülermaterial, das sich auf Grund besonderer, eigenartiger Intelligenzprüfungen als hervorragend befähigt erwiesen hat, höheren Bildungszielen entgegenführen.

Nicht bloß von theoretischem Interesse, sondern auch von praktischer Wichtigkeit sind die in neuerer Zeit erfolgten Untersuchungen über die motorischen Fähigkeiten der Kinder. Es hat sich gezeigt, daß bei nicht wenigen die intellektuelle Entwicklung der motorischen Ausbildung weitaus voraneilt, obzwar auf motorischem Gebiet keine Ausfalls- oder Krankheitserscheinungen nachzuweisen sind. Es gibt allgemeine und partielle motorische Rückständigkeiten. Am häufigsten zeigen sich letztere beim Turnen und Spielen, dann aber auch in der Unfähigkeit zur Erwerbung schulmäßiger Geschicklichkeiten, hier insbesondere des Zeichnens. Es ist sehr schwer, solchen Kindesnaturen gerecht zu werden und die Grenze zwischen Nichtwollen und Nichtkönnen zu finden. In schweren Fällen motorischer Rückständigkeit bleibt kein anderer Ausweg, als auf die Ausbildung der betreffenden Funktion zu verzichten und im Wege der Kompensation größere Anforderungen auf anderen Gebieten zu stellen.

Die Begabungsfrage ist von größter Wichtigkeit, nicht zum mindesten für die Mittelschulpädagogik. Ihrer ursprünglichen Aufgabe nach sollten die Mittelschulen (höheren Schulen) Eliteschulen sein, d. h. nur Kinder von starker und hervorragender Begabung aufnehmen und den Hochschulen entgegenführen. Aber dieser hohe Zweck der Mittelschulen läßt sich nur zum Teil verwirklichen. In unserer Zeit des allgemeinen Bildungsdranges hätte es auch seine großen Bedenken, eine Art geistiger Standesschule zu schaffen. Wir sehen gerade in der letzten Zeit, daß die Mittelschulpädagogik sich nicht mehr in dem Maße wie früher hinter dem Stachelzaun strenger Anforderungen, rigoroser Prüfungen verschanzt, sondern durch gewisse Erleichterungen des Unterrichtsbetriebes auch den Schülern von mittlerer Begabung entgegenkommt.

Die psychologische Analyse hat ergeben, daß ein Kind nicht zu jeder beliebigen Zeit imstande ist, zu zeigen, was es weiß und kann. Psychologische Messungen an einer sehr großen Zahl von Schülern und nach verschiedenen Methoden haben erwiesen, daß die Leistungsfähigkeit der Kinder von verschiedenen physiologischen und psychologischen Faktoren abhängt, so daß ein wahres Bild von der Leistungsfähigkeit eines Schülers erst nach längeren Zeiträumen, durch Berücksichtigung der gesamten Schüleridividualität, nicht auf Grund einzelner Prüfungsergebnisse gewonnen werden kann. Wir wissen, daß manche Begabungen nur langsam reifen; ich brauche nur an den berühmten Physiologen und Physiker *Helmholtz* und an den berühmten Chemiker *Justus Liebig* zu erinnern, die in der Mittelschule für unbegabt galten und späterhin durch ihre genialen Forschungen der Wissenschaft neue Wege gewiesen haben.

Psychologische Untersuchungen haben auch auf die Schulhygiene befruchtend eingewirkt, eine Reihe irrtümlicher Ansichten zerstreut und Fehler des Schulbetriebes aufgezeigt. Besonders interessant sind jene Messungen, welche sich auf die Ermüdungswirkung der Lehrgegenstände beziehen. Die Nachprüfung der Stundenpläne hat vielfach ergeben, daß diese geradezu eine Musterkarte von Verkehrtheiten waren. Man hat jetzt gelernt, die Lehrgegenstände nach ihrer allgemeinen Ermüdungswirkung anzusetzen, indem die schwereren Fächer zur Zeit besserer Empfänglichkeit, die leichteren zu einer Zeit angesetzt werden, in denen die physiologische und die durch den Fortgang des Unterrichtes bedingte Ermüdung sich schon in höherem Maße geltend macht. Psychologische Untersuchungen haben die völlige Unproduktivität des Nachmittagsunterrichtes gezeigt, der jetzt auch an vielen Schulen aufgelassen worden ist. Man hat weiterhin gelernt, daß körperliche Übungen nach starker geistiger Inanspruchnahme keine Erholung herbeiführen, wie früher vielfach angenommen wurde, sondern daß körperlicher und geistiger Arbeit ungefähr dieselben Ermüdungswirkungen zukommen. Eine ernste Mahnung für Eltern liegt darin, daß — wie zweifellos feststeht — die Überbürdung von Schülern im Elternhaus eine oft viel schlimmere ist als — auch ungünstigere Verhältnisse vorausgesetzt — in der Schule. Wir werden auf diesen Gegenstand bei Besprechung der Psychopathologie des Kindes nochmals zurückkommen.

Die Zeit der Kindheit endigt mit der Pubertät, die bei Knaben etwa mit dem vierzehnten Lebensjahre, bei Mädchen gewöhnlich früher eintritt. Diese Periode ist auch in psychologischer Hinsicht von größter Wichtigkeit. Mit der Entwicklung der Sexualorgane tritt ein neuer Komplex von Empfindungen und Gefühlen in die Seele des Kindes ein. Alle Gefühle, welche triebartige Regungen begleiten, sind von besonderer Art. Sie sind außerordentlichen Intensitätsschwankungen unterworfen; von organischen Bedingungen abhängig, wirken sie anderseits auf das organische Leben bedeutungsvoll zurück. Die Sexualgefühle haben außerdem die Eigentümlichkeit, daß sie sich mit Gefühlen verwandter Art nahe verbinden und auf diese Weise eine völlige Umwälzung im Seelenleben des Kindes herbeiführen. Die Art der Gefühle, die durch die Erotik des Kindes gehoben werden, ist aber durchaus abhängig von der bisherigen Gemütsentwicklung. Während der Pubertätszeit besteht das Kind eine Art Feuerprobe. Waren die rohen, sinnlichen Gefühle bisher vorherrschend, dann wird die Sinnlichkeit des Kindes wachgerüttelt, ein heftiges Begehren, ein Hinstreben nach Erfüllung mächtiger Triebe tritt ein. Bei anderen Kindern beobachten wir um diese Zeit ein Auflodern ästhetischer Gefühle; mehr als bisher fühlen sich die erblühenden Geschöpfe zu allem Schönen hingezogen, das Interesse für Dichtkunst, Musik, Malerei, für die Schönheit der

Natur tritt in den Vordergrund. Nichts Gemeines wird in der Hinneigung zum andern Geschlecht offenbar. Die Erotik erschöpft sich hier in der Bewunderung körperlicher und geistiger Vorzüge, in einer sanften Schwärmerei, welche nur erhebend und veredelnd auf Jünglinge und Jungfrauen einwirken kann. *Freud* hat diese Erhebung der Sinnlichkeit in die ideale Sphäre ästhetischen und ethischen Empfindens als Sublimierung des Sexualtriebes bezeichnet.

Die Art und Weise, wie das Kind die Pubertätsentwicklung übersteht, hängt in vieler Hinsicht auch von körperlichen Bedingungen ab. Das Pathologische, Krankhafte tritt — wie wir später sehen werden — oft erst in dieser Zeit deutlich hervor. Aber anderseits spielt die Erziehung, die dem Kinde bisher zuteil geworden ist, hier eine große Rolle. Die Fähigkeit, Triebe und Instinkte zu zügeln, Hemmungen einzuschalten, sobald es nötig ist, muß das Kind unbedingt vorher erlernt haben. Wenn die Erziehung lediglich in der Förderung der intellektuellen Funktionen eines Kindes bestanden, dessen Gemütsbildung aber übersehen hat, dann ist es zu spät, zur Zeit der Geschlechtsentwicklung nachzutragen, was vorher versäumt worden ist. Unter diesem Gesichtspunkte möchte ich auch die Frage der sexuellen Aufklärung erwähnen. Diese Frage hatte vor etwa einem Jahrzehnt für eines der wichtigsten pädagogischen Probleme gegolten und ist in Wort und Schrift bis zum Überdruß erörtert worden. Man galt als pädagogisch rückständig, wenn man sich nicht als unbedingten Anhänger der sexuellen Aufklärung bekannte und alles Heil für die kommende Generation von der Belehrung der Jugend über sexuelle Verhältnisse erwartete. Heute denkt man wesentlich ruhiger über die Sache. Es sind mittlerweile pädagogische Fragen von solcher Bedeutung zur Diskussion gestellt worden, daß die Aufklärungsfrage viel von ihrer Aktualität verloren hat. Gegen die Bestrebungen auf diesem Gebiet kann man in erster Linie einwenden, daß ein noch so eingehendes Wissen über die Vorgänge sexueller Natur nicht vor jenen negativen, ungünstigen Gefühlsregungen schützt, die bei schlecht erzogenen Kindern häufig die Pubertätsentwicklung zu einer Katastrophe gestalten. Anderseits ist eine Art emotioneller Nacherziehung oft aus dem Grunde wirkungslos, weil das Gefühlsleben des Kindes schon eine ganz bestimmte Richtung eingeschlagen hat und von durchaus egoistischen Regungen abhängig ist. Gerade der Umstand, daß Sexualgefühle Lustgefühle intensivster Art sind, macht sie einem solchen Kinde erstrebens- und begehrenswert, und hier helfen rein verbale Einwirkungen, die in der Erziehung überhaupt bedeutend überschätzt werden, nichts oder doch mindestens nicht viel. Bei wohlerzogenen Kindern wird eine zweckmäßige und maßvolle Erklärung dessen, was sich in dunklen Gefühlen und Vorstellungen in ihrer Seele bewegt, gute Früchte tragen. Aber Aufklärung an die Stelle einer verfehlten oder mangelhaften Erziehung setzen oder von ersterer erwarten, daß sie alle Schädlichkeiten abwehrt, die ein mangelhaftes Verständnis des kindlichen Seelenlebens bisher herbeigeführt hat, gehört zu jenen verhängnisvollen Irrtümern, die auf dem Gebiete der Elternpädagogik leider noch immer in großer Zahl zu verzeichnen sind.

II. Psychopathologie des Kindes.

Die geistigen Schwächezustände · Die nervöse Konstitution.

Dritter Vortrag.

Wir verlassen nunmehr die Psychologie des normalen Kindes und wenden uns der Psychopathologie, der Lehre von den krankhaften Seelenzuständen des Kindes, zu. Die seelischen Krankheitszustände können die Gesamtpsyche oder nur einzelne seelische Fähigkeiten betreffen. Bevor wir aber auf diese Zustände näher eingehen, möchte ich die Frage zu beantworten suchen, wo die seelische Abnormität einsetzt, und die Grenzen zwischen geistiger Gesundheit und Krankheit abstecken.

Wir haben erfahren, daß zwei Prinzipien die geistige Entwicklung des Kindes bestimmen: das der Progression und das der Evolution. Von geringen Schwankungen abgesehen, vollzieht sich die Progression bei allen gesunden Kindern in derselben Weise. Die Kinderpsychologie zeigt uns, wie in der ersten Zeit das Triebleben vorherrscht, wie dann Aufmerksamkeit und Gedächtnis hervortreten, die Phantasie aus den vorhandenen Bewußtseinselementen Neues aufbaut, bis schließlich das verstandesmäßige Denken alle anderen psychischen Vorgänge beherrscht. Jede neue Fähigkeit tritt nicht in voller Entwicklung auf den Schauplatz; erst allmählich entfaltet sich das Gedächtnis, die Phantasie, das verstandesmäßige Denken. — Abnorm ist die Entwicklung eines Kindes, wenn sie nicht den Prinzipien der Progression und Evolution folgt, wenn z. B. die natürlichen Fortschritte auf irgendeiner Stufe unterbrochen werden oder die Entfaltung einer Fähigkeit nicht bis zur erforderlichen Ausbildung fortschreitet. Ein Kind, das nicht über die Gedächtnisperiode hinauskommt, keine Phantasie zeigt, nicht vernünftig denken kann, ist auf einer frühen Stufe der geistigen Entwicklung stehen geblieben. Ebenso ist das Kind als abnorm zu betrachten, das seine Fähigkeiten nicht zur Reife bringen kann, das unvollkommen spricht, sich nur das Nächstliegende merkt, dessen Phantasie sich monoton stets um dieselben Dinge bewegt oder dessen Verstand nicht fähig ist, mehr als die allereinfachsten Relationen zu begreifen. Krankhaft ist das Seelenleben eines Kindes aber auch dann, wenn gewisse Fähigkeiten sich mächtig, weit über das Maß des Gewöhnlichen hinaus entwickeln, während das gesamte übrige geistige Leben zurückbleibt. Dies gilt um so mehr, je primitiver die Fähigkeiten sind, die auf diese Weise hypertrophieren. So sind die kolossalen Gedächtnisleistungen mancher minderwertigen Menschen zu beurteilen; es gibt hochgradig schwachsinnige Individuen, welche die Fähigkeit besitzen, zu jedem beliebigen Datum, gleichgültig welchen Jahres, sofort den Wochentag zu sagen (Kalenderkünstler). Krankhaft ist das Phantasieleben eines Kindes, wenn es die gesamte psychische Energie in Anspruch nimmt, das Kind der Wirklichkeit entfremdet und schließlich zu jenem sonderbaren Zustand führt, der als „Wachträumen" bezeichnet worden ist.

Wir sehen, daß das Seelenleben eines gesunden Menschen in qualitativer und intensiver Richtung gewissen Anforderungen entsprechen muß. Beim gesunden Kinde beobachten wir eine Harmonie der Entwicklung insoferne, als alle Fähigkeiten im richtigen Verhältnis zueinander stehen, sich gegenseitig stützen, fördern und in diesem Zusammenwirken neue Elemente des psychischen Lebens hervorbringen.

Die Krankheiten, welche den gesamten psychischen Organismus treffen, können durch zwei Momente ursächlich bedingt sein: entweder die Psyche bleibt kleindimensional, d. h. die Entwicklung aller Fähigkeiten erfolgt in so rudimentärer Weise, daß Leistungen, wie sie von einem gleichalterigen normalen Kind verlangt werden können und müssen, nicht zu erhalten sind; oder die Harmonie des seelischen Lebens ist gestört, die Gesetzmäßigkeiten, die für die Entwicklung aller normalen Kinder gelten, erscheinen aufgehoben, es resultiert eine ganz andere seelische Verfassung.

Die gleichsinnige Verkümmerung aller seelischen Eigenschaften, die einer Miniaturpsyche eigentümlich zu sein scheint und den Menschen auf einer kindlichen Stufe zurückhält, ist charakteristisch für den psychischen Infantilismus. Die Störung der psychischen Proportionalität, die unharmonische Gestaltung des Seelenlebens, ist kennzeichnend für den Schwachsinn in seinen verschiedenen Erscheinungsformen.

Ich muß hier bemerken, daß die wissenschaftliche und die populäre Fassung des Begriffes „Schwachsinn“ sich nicht decken, wie Ihnen die folgenden Ausführungen zeigen werden.

Beim Infantilismus ist die Entwicklung der betreffenden Kinder sehr verlangsamt. Sie lernen später gehen, später sprechen, allen Funktionen haftet etwas Unvollständiges, Rückständiges an. Ihr Gehen ist nicht das normaler Kinder, ihr Sprechen bleibt unvollkommen, sei es, daß sie gewisse Sprachfehler behalten, die bei normalen Kindern nur als vorübergehende Stadien der Sprachentwicklung erscheinen, sei es, daß sie nicht oder nur mit Mühe zum Antworten in zusammenhängenden Sätzen zu bewegen sind, sei es schließlich, daß ihr Wortschatz überhaupt viel kleiner bleibt als der normaler Kinder. Merkwürdigerweise ist die Gedächtnisentwicklung der Infantilen zumeist eine relativ gute, selbstverständlich nur in Hinsicht auf einfache Anforderungen, z. B. Einlernen von Gedichten, Behalten von Eigen- und Ortsnamen etc. Die Phantasie bleibt arm, was sich insbesondere in der höchst primitiven, oft jeder Initiative entbehrenden Art ihrer Spiele zeigt. Besonders primitiv ist aber die Verstandstätigkeit. Wo es gilt, zu urteilen und zu schließen, sich eine Meinung selbst über die einfachsten Verhältnisse zu bilden, versagen die Infantilen fast völlig. Das Gemütsleben der Infantilen erhebt sich auch nicht hoch; doch sind sie in der Regel altruistischen Gefühlen zugänglich. Von kleinen Eigensinnsattacken abgesehen, sind sie unschwer zum Gehorsam zu erziehen, entwickeln oft viel Familiensinn, sind ihren Geschwistern und Eltern anhänglich, solange sie in ihrer Nähe bleiben. Änderungen des Milieus vertragen sie aber sehr gut und beweisen dann ihren Pflegern und Pflegerinnen dieselbe Anhänglichkeit, wie früher ihren nächsten Anverwandten.

Der Infantilismus ist ein sehr häufiger Defektzustand. Wir finden ihn in vielen degenerierenden Familien, und es erscheint in Hinsicht auf die Frage der Vererbung nicht unwichtig, daß die Keimdrüsen der Infantilen zumeist rudimentär entwickelt sind, so daß jede Fortpflanzung ausgeschlossen bleibt. Mit der Produktion solcher nicht fortpflanzungsfähigen Individuen eliminiert somit die Natur degenerierte Geschlechter und verhütet in diesen Fällen, daß sich geistige und körperliche Minderwertigkeit ins Ungemessene fortsetzt. Sehr interessant ist die Tatsache, daß der Infantilismus oft mit Erkrankungen oder mit dem Ausfall der Funktion auch anderer drüsiger Organe zusammenhängt. Hier spielt die Schilddrüse eine große Rolle. Der Kretinismus z. B., jene Volkskrankheit, die in den Alpenländern ganze Distrikte heimsucht, beruht auf dem Mangel oder auf der kropfartigen Degeneration der Schilddrüsen. Ähnlich verhält sich der Mongolismus, so genannt, weil die betreffenden Kranken in ihrer Gesichtsbildung an die mongolische Rasse erinnern. Hier dürfte auch eine Erkrankung der sogenannten Blutdrüsen vorliegen, die eine Störung der inneren Sekretion zur Folge hat, doch ist man noch nicht in der Lage, anzugeben, welche Drüse oder welche Drüsen hierbei vorwiegend in Betracht kommen.

Bisweilen, aber nicht immer, vergesellschaftet sich der psychische mit dem physischen Infantilismus. Die betreffenden Individuen bleiben auch körperlich zurück, sie gleichen in ihrer äußeren Erscheinung zeitlebens viel jüngeren Geschöpfen. Merkwürdig sind jene Fälle, in denen das Längenwachstum Abweichungen in entgegengesetzter Richtung erkennen läßt: Bei den einen beobachtet man Fettsucht und reduziertes Wachstum, bei den anderen Riesenwuchs und auffallende Magerkeit; die Geschlechtsentwicklung bleibt aber in allen derartigen Fällen aus. Männer behalten ihre hohe Kinderstimme, zeigen keine Spur von Bartwuchs, alte Mädchen gleichen in geschlechtlicher Beziehung Kindern; es fehlen alle sekundären Geschlechtsmerkmale.

Eine große Zahl infantiler Individuen ist einem maßvollen Unterricht zugänglich; sie erwerben nach besonderen Methoden und in besonderen Schulen oder Anstalten die notwendigsten Kenntnisse und sind auch zu einfachen Erwerbsbeschäftigungen zu bringen. In öffentlichen Schulen oder in Gesellschaft normaler Kinder sind sie nicht am Platze, abgesehen davon, daß sie stets mit größter Freundlichkeit und Nachsicht behandelt werden müssen, was erfahrungsgemäß in der eigenen Familie oft nicht der Fall ist, weil die Angehörigen, in völliger Verkennung der Eigenart dieser Kinder, glauben, sie könnten durch Strenge und große Energie zu normalen Leistungen gebracht werden, was selbstverständlich nicht zutrifft. Der Arzt oder Heilpädagoge hat solchen Eltern gegenüber oft einen schweren Stand, weil die Angehörigen solange nicht an die Minderwertigkeit ihrer Kinder glauben wollen, bis alle Versuche, sie wie normale zu erziehen und zu unterrichten, fehlgeschlagen sind. Wenn diese Erkenntnis kommt, ist es vielfach schon zu spät, die richtige Behandlung einzuleiten und durchzuführen.

Not, Verlassenheit, Verleitung durch schlechte Menschen bringen es manchmal mit sich, daß infantile Individuen antisoziale Handlungen begehen; doch sind sie in der Regel harmlose Geschöpfe und ihre Übeltaten entspringen nur der Not oder der Gelegenheit des Augenblicks.

Wesentlich anders stellen sich uns die Schwachsinnigen dar. Hier handelt es sich nicht um ein einfaches Zurückbleiben auf einer frühen Entwicklungsstufe, sondern um Störungen des psychischen Gleichgewichtes, die mit Intelligenzmängeln verschiedenen Grades verbunden sind.

Man unterscheidet im allgemeinen drei Grade des Schwachsinns im Kindesalter: Idiotie, Imbezillität und Debilität. In intellektueller Hinsicht ist charakteristisch für die Idiotie Denkunfähigkeit, für die Imbezillität Denkarmut und für die Debilität Denkschwäche. Der Idiot scheidet aus unserer Betrachtung aus. Sein Denkvermögen ist gänzlich unentwickelt, aber auch sein Trieb- und Instinktleben zeigt zahlreiche Ausfallserscheinungen und Verkümmerungen. Er ist asozial, er steht außerhalb der menschlichen Gesellschaft. Der Imbezille ist ein geborener Egoist. Altruistische Gefühle sind ihm wesensfremd. Er strebt nach Erregungen, die ihm angenehm sind, und widerstrebt allen Einwirkungen, die ihn in diesem Begehren nach Lustgefühlen behindern. Der Imbezille kommt in seiner Intelligenzentwicklung nahezu nie über die eines normalen zehnjährigen Kindes hinaus. Bei den Debilen verbirgt sich die mangelhafte Intelligenzentwicklung oft unter einer gewissen Schlauheit, die insbesondere bei antisozialen Handlungen zum Vorschein kommt. Für Imbezille und Debile reicht die durchschnittliche häusliche Erziehung nicht aus, sie verkommen und verwahrlosen vielfach inmitten geordneter, normalen Kindern durchaus angemessenen Familienverhältnisse. Bisweilen ist die Erziehungsbedürftigkeit derartiger Schwachsinnigen so groß, daß auch die Hilfsschulerziehung nicht genügt und nur Anstaltserziehung in Frage kommt. Leider werden gerade die erziehungsbedürftigsten, nämlich die Debilen, zumeist weder Hilfsschulen noch Anstalten zugeführt. Sie fallen nicht, wie die schwerer geschädigten Schwachsinnigen, durch ihr Äußeres, durch Haltungs- und Bewegungsanomalien auf, eignen sich nicht selten glatte, Unkundige täuschende Manieren an, beherrschen die Sprache bis zu einem gewissen Grade und werden deshalb von ihren Angehörigen, leider aber auch oft von nicht fachlich ausgebildeten Lehrern und von mit der Jugendgerichtsbarkeit betrauten Personen für verantwortungsfähig, das Unerlaubte und die Strafbarkeit ihrer Handlungen erkennende Individuen gehalten, während in Wirklichkeit gerade bei solchen Anlässen der Tiefstand ihres Bewußtseins in den rein triebhaften Beweggründen ihrer Übeltaten zum Ausdruck kommt.

Auf welche Weise wirken die Anstalten auf solche gefährdete

Kinder erziehlich ein? Vor allem durch eine genaue, bis ins kleinste Detail reichende Regelung der Lebensverhältnisse. Eine minutiöse Zeiteinteilung bewirkt, daß das Kind nicht sich selbst überlassen bleibt, sondern durch die Notwendigkeit, alle seine Handlungen zur rechten Zeit und in der richtigen Abfolge auszuüben, zu einer Art sozialer Anpassung erzogen wird. Ganz besondere Erfolge hat die sogenannte Arbeitserziehung gezeitigt. Hier handelt es sich darum, daß das Kind nützliche Handlungen vollführt, die nicht bloß ihm, sondern auch der Gesellschaft, in der es lebt, Vorteile bringen. Es lernt auf diese Weise seine egoistischen Neigungen überwinden, seine Kräfte vernünftig gebrauchen; das Arbeiten in einer Gemeinschaft erweckt in seiner Seele soziale Gefühle, der Ehrgeiz erwacht, die Freude an berechtigtem Lob, am Gelingen eines Werkes bringt ethische Gefühle hervor, die ehedem seinem Wesen gänzlich fremd gewesen sind.

Ich habe die Arbeitserziehung zunächst erwähnt, weil ich sie in Rücksicht auf die besondere Erziehungsbedürftigkeit der Schwachsinnigen für die wichtigste pädagogische Maßregel halte. Aber auch der Unterricht hat bei der Behandlung solcher Kinder besondere Aufgaben zu erfüllen. Er wird vor allem die Aufmerksamkeit der Kinder erregen und festhalten müssen, jene Funktion, die bei Schwachsinnigen am schlechtesten entwickelt ist, woraus sich weitere, schwere Störungen des Bewußtseins ergeben. Lebensvolle Darstellungen mit Hilfe reicher Anschauungsmittel, Wirklichkeitsunterricht inmitten der lebendigen Natur, Anleitungen zu ethischen Handlungen (Tier- und Pflanzenschutz, Hilfeleistungen Schwächeren und Unselbständigen gegenüber) werden im Unterricht gegeben und bei entsprechenden Gelegenheiten in praktisches Tun umgesetzt. So erhebt sich der Unterricht weit über die Beibringung von Kenntnissen und Fertigkeiten zu einer Kunst, die allerdings nur wahrhaft berufene Pädagogen auszuüben verstehen.

Der Unterricht muß tief gemütsbildend wirken. Alles, was auf die Seele der Kinder fördernd, läuternd einwirken kann, muß eindrucksvoll geboten werden. In dieser Hinsicht ist der Lehrton von größter Wichtigkeit. Ein Lehrer, der zu rechter Zeit rühren, aber auch bei passender Gelegenheit herzhafte Heiterkeit entfesseln kann, ist bei schwachsinnigen Schülern so recht am Platze. Er wird sich unschwer die Sympathien der Kinder erwerben und kann dann als wahrer Seelenarzt wirken.

Bei der Erziehung Schwachsinniger kommt es vor allem auf die Kontinuität der seelischen Einflüsse an. Oft ist es dringend notwendig, die Kinder solange als möglich vor Einflüssen Unkundiger zu bewahren. Einige Stunden zu früh gewährten Urlaubes, eine kurzfristige Rückversetzung ins häusliche Milieu können zerstören, was in langer, mühevoller Arbeit aufgerichtet worden ist. Soll ein solches, unendlich schwieriges Erziehungswerk gelingen, dann muß der Pädagoge Herr der Situation bleiben, auch die Angehörigen der Kinder müssen seine Autorität achten und sich seinen Anordnungen fügen. Geschieht dies nicht, suchen die Angehörigen, wie dies leider nicht selten der Fall ist, die Absichten des Pädagogen aus falscher Zärtlichkeit, aus laienhafter Überschätzung der eigenen erziehlichen Fähigkeiten zu durchkreuzen, dann ist alle Arbeit umsonst.

Was geschieht mit den Schwachsinnigen, die ohne fachmännische pädagogische Behandlung im Elternhaus, in Pflegefamilien, häufig ihren Unterbringungsort wechselnd, nirgends gerne gesehen, oft eine Zuchtrute ihrer nächsten Angehörigen, heranwachsen? Die Imbezillen verfallen der überwiegenden Mehrzahl nach der Verwahrlosung. Die Psychiater *Mönkemöller*, *Bonhoeffer* und andere Autoren hatten um 1912 unter den Landstreichern, Bettlern und Prostituierten eine erschreckend große Zahl Schwachsinniger gefunden, die sich aus eigenem Antrieb nie aufhelfen konnten und immer wieder in ihr trauriges Schicksal zurücksanken. Die Debilen werden der überwiegenden Mehrzahl nach kriminell; sie sind aber auch häufig Opfer aller erdenklichen Laster, unter denen der Alkoholismus obenan steht. Gegen derartige Schädlichkeiten in hohem Maße intolerant, verlieren sie alsbald ihre ohnehin nur sehr äußerlich anhaftenden Manieren, verkommen in erschreckender Weise und wandern von der Irren- in die Strafanstalt, dann etwa in ein Trinkerasyl, in eine Siechenanstalt, bürden überall den öffentlichen Kassen große Opfer auf, die ganz vergeblich gebracht werden, da ein derartiger Debiler nicht mehr zu retten ist. In welcher außerordentlichen Weise sich die Erziehung Schwachsinniger in Hilfsschulen und Anstalten bewährt hat, beweisen die letzten Berichte über die Verwahrlosung der Jugendlichen in Deutschland. Aus diesen Zahlen geht hervor, daß seit dem Einsetzen einer auf nahezu alle schwachsinnigen Kinder, auch die debilen, sich erstreckenden Erziehung — für letztere kommt namentlich die Fürsorgeerziehung in Betracht — die Verwahrlosung Schwachsinniger in entschiedenstem Rückgang begriffen ist, ja daß die Schwachsinnigen überhaupt aus der Verwahrlosung auszuscheiden beginnen. Diese Tatsachen sollten doch endlich die Stimmen jener Nörgler zum Schweigen bringen, die behaupten, es seien die für die Erziehung Schwachsinniger gebrachten Opfer vergebliche, und es gelänge doch niemals pädagogischen Bemühungen, aus Schwachsinnigen vollwertige Menschen zu machen. Dies soll ohne weiteres zugegeben werden. Aber es ist doch ein großer Unterschied zwischen dem früheren Zustand, da tausende Schwachsinnige die öffentliche Ruhe und Ordnung gefährdeten und der Staat und die Gemeinden Unsummen aufbringen mußten, um die auch leichter Schwachsinnigen zu bewachen und zu bewahren, und den gegenwärtigen Verhältnissen, in denen diese Kategorien Schwachsinniger arbeitsfähig werden, sich — wenn auch nur als sogenannte halbe Kräfte — nützlich machen können und durch die Arbeit, die ihre geistigen Fähigkeiten in Anspruch nimmt und sie stets auf der durch Unterricht und Erziehung erreichten Höhe erhält, vor dem Untergang bewahrt bleiben. Die beste Beschäftigung für körperlich rüstige Schwachsinnige sind gewisse Zweige der Gärtnerei und die Landwirtschaft. Die letztere, die auch gegenwärtig unter dem Mangel an Arbeitskräften schwer zu leiden hat, erweist sich am aufnahmsfähigsten für geistig minderwertige Hilfskräfte. Auch mit Arbeitskolonien, in denen Schwachsinnige unter Leitung normaler fachkundiger Vorarbeiter beschäftigt werden, hat man die besten Erfahrungen gemacht. Leider hat die Not der Zeit manche Staaten daran gehindert, sich mit den einschlägigen Fragen eingehender zu beschäftigen. Sie werden dieses Versäumnis bald nachholen müssen, da die Gefährdung durch nicht erzogene und unversorgte Schwachsinnige wegen der Zunahme geistiger Gebrechen als Folge der Kriegsnot und gewisser Kriegsseuchen eine immer größere wird und enorme, gänzlich unproduktive Aufwendungen für Asyle, Gefängnisse und Siechenhäuser herbeiführt. Die Probleme der Schwachsinnigenfürsorge sind um so bedeutungsvoller, als Schwachsinnige nicht wie Infantile fortpflanzungsunfähig sind, und uns Beispiele überliefert wurden von Familien, die, von Schwachsinnigen begründet, eine Unzahl von Schwachsinnigen, Alkoholikern, Landstreichern, Prostituierten und Verbrechern in die Welt setzten, die abgesehen von den materiellen Nachteilen, die sie herbeiführen, auch zur Konstitutionsverschlechterung des Volkes beitragen, da sie sich vielfach mit der normalen Bevölkerung vermischen. In Amerika und in der Schweiz hat man versucht, durch verschiedene Maßnahmen, auch solche recht eingreifender Art (Sterilisation von schwachsinnigen Übeltätern), diese Frage der Lösung näherzubringen. Ob man nun mit den bisherigen Maßnahmen einverstanden ist oder nicht, die Notwendigkeit einer Prophylaxe der Ausbreitung des Schwachsinns besteht zweifellos als eine Aufgabe des Staates, der verpflichtet ist, die Existenz seiner vollwertigen Bürger zu schützen und das Eindringen schlechter, minderwertiger Elemente nach Tunlichkeit zu verhindern.

Mannigfache Beziehungen verknüpfen die Epilepsie mit dem Schwachsinn im Kindesalter. Viele schwachsinnige Kinder sind epileptisch. Außerdem führt die Epilepsie zumeist eine fortschreitende Verschlechterung des geistigen Zustandes herbei, wie später nachgewiesen werden wird.

Die Epilepsie geht häufig mit Anfällen einher, die in der Regel einen krampfartigen Charakter tragen, mit Zuckungen und Verlust des Bewußtseins verbunden sind. Hier gibt es nun verschiedene Grade. Das Bild der großen Anfälle kennen Sie wohl zur Genüge. Es existieren aber auch kleine Anfälle, die nur in momentanen Bewußtseinspausen mit Erblassen, eigenartigem Schlucken und Lippenbewegungen, starrem Blick bestehen und sogleich wieder vorübergehen, ohne Unkundigen besonders auffallen zu müssen. Es gibt Kranke, die im Wechsel große und kleine Anfälle haben, andere, bei denen nur Anfälle der einen oder der anderen Kategorie vorkommen. Sehr eigentümlich ist bisweilen die Periodizität der Anfälle. Sie ereignen sich z. B. nur zur Nachtzeit; die Kranken können die Schule besuchen, einen Beruf erlernen, und nur zeitweise machen sich nach Anfallsnächten Müdigkeit, Unlust zur Arbeit, Gedächtnisschwäche geltend. Bei anderen kann man die Zeit der Anfälle annähernd voraus bestimmen, so daß eine rechtzeitige Sicherung vor Unfällen möglich ist. Zumeist treten aber leider die Anfälle regellos auf und der bedauernswerte Kranke ist nie ganz sicher, von einem solchen höchst peinlichen Ereignis ereilt zu werden.

Es ist ein Glück für die Kranken, daß sie von ihren Anfällen nichts wissen, wenn nicht ihre Umgebung sie darauf aufmerksam macht. Nur die Vorzeichen des Anfalls bleiben, aber auch sehr undeutlich, in Erinnerung. Sehr wichtig sind die psychischen Veränderungen, die im Laufe der Zeit bei Epileptikern eintreten. Es gibt solche, die in der Kindheit vollständig normal, ja sogar vorzüglich befähigt waren, und die nach und nach, offenbar im Zusammenhang mit den die Hirnenergie schädigenden Einflüssen, immer mehr herabsinken, so daß sie schließlich, völlig unselbständig und hilflos, auf ihre Umgebung angewiesen bleiben. Bei anderen tritt die geistige Schädigung nur teilweise ein. In erster Linie leidet das Gedächtnis; ein methodisches Studium ist unmöglich, aber es besteht doch immerhin eine oft recht weitgehende Eignung für praktische Dinge, so daß Erwerbsbeschäftigungen erlernt und ausgeübt werden können. Nur verhältnismäßig selten (nach Professor *Ziehen* in 22% seiner Statistik, was mir jedoch als zu hoch gegriffen scheint) bleiben die intellektuellen Kräfte unversehrt und die Erwerbung höherer Kenntnisse ist möglich.

Eine Frage, die nur mit großer Vorsicht erörtert werden kann, betrifft die Beziehungen von Genialität und Epilepsie. Von geschichtlichen Persönlichkeiten sind *Julius Caesar, Carl V., Napoleon I.* angeblich mit Epilepsie behaftet gewesen. In den Memoiren *Talleyrands* findet sich die genaue Schilderung eines epileptischen Insults, den *Napoleon* in *Talleyrands* Gegenwart erlitten haben soll. Die Richtigkeit dieser Behauptungen wird aber in neuerer Zeit von maßgebender Seite bestritten. In vereinzelten Fällen kommt allerdings Epilepsie auch bei genialen Menschen vor, was das Beispiel des russischen Romanschriftstellers *Dostojewski* beweist. Darauf aber eine Theorie in dem Sinne zu begründen, daß die Genialität im Grunde genommen als eine Art nervöser Überspannung und Überreizung der Epilepsie nahe verwandt sei, geht nicht an. Es kann als erwiesen gelten, daß in der Regel häufige epileptische Anfälle, auch wenn sie nur als kurzfristige, von keinen auffallenden motorischen Erscheinungen begleitete Bewußtlosigkeiten auftreten, das psychische Leben schwer schädigen, und zwar nicht bloß nach der Intelligenz-, sondern auch nach der Gemütsseite hin. Die epileptische Charakterdegeneration erfolgt unter bestimmten, eigentümlichen Erscheinungen. Wir kennen eine Art der Epilepsie, die ohne ausgesprochene Anfälle einhergeht und für die nur die Charakteränderung kennzeichnend ist. In erster Linie ist die Zornmütigkeit der Kinder bemerkenswert; dann ihre Reizbarkeit, ihr Mißtrauen gegen die Umgebung. Bei vielen zeigt sich auch ein ausgesprochener Hang zur Heuchelei und Frömmelei. Eine frühzeitig einsetzende fachmännische Erziehung ist bei solchen Kranken unentbehrlich. Die epileptischen sind oft die am schlechtesten erzogenen Kinder, weil sich jedermann fürchtet, sie aufzuregen; aus der Unerzogenheit und dem Ungehorsam ergeben sich aber immer neue Ursachen zu Aufregungen. Pädagogisch ist es auch wichtig, daß die Kinder nicht allzuviel von ihren Zuständen sprechen hören. Die Natur bewirkt ein Nichtwissen dieser Anfälle und die Umgebung handelt oft dem entgegen, indem sie die ganze Aufmerksamkeit des Kindes auf die epileptischen Attacken lenkt und die Kranken hiedurch künstlich zu argen Hypochondern macht. Die Notwendigkeit, jugendliche Epileptiker unter ärztliche und pädagogische Aufsicht zu stellen, hat zur Gründung von Epileptikeranstalten geführt, in denen schulmäßige Einrichtungen vorhanden sind und Gelegenheit zur Erlernung von Erwerbsbeschäftigungen geboten wird. In Österreich fehlen solche Anstalten gänzlich. Die Begründung von Asylen für Epileptiker, in denen sie eine Erwerbsbeschäftigung ausüben können, aber auch liebevolle Behandlung und Beaufsichtigung fänden, wäre allenthalben dringend zu wünschen. Denn das Schicksal mancher Epileptiker gestaltet sich sehr traurig. Von der Schule an haben sie das Gefühl des Verstoßenseins, sie leiden schwer unter der Scheu der gesunden Mitmenschen vor ihren Anfällen. Auch die geschicktesten, arbeitswilligen Epileptiker bleiben in einer Stellung in der Regel nur so lange, bis sie anfällig werden. Not und Elend bilden oft schwere Komplikationen der unverschuldeten Krankheit. Ein nicht unbeträchtlicher Teil der schlechten Charaktereigenschaften, mit denen Epileptiker behaftet sind, erklärt sich aus ihrer Verbitterung, aus den inneren Konflikten, die sie durchzukämpfen haben. Epileptiker gehören zu den bedauernswertesten Geschöpfen. Zu deren Gunsten eine Aktion großen Stiles ins Leben zu rufen, etwa durch Gründung einer internationalen Gesellschaft zur Rettung Epileptischer, wäre eine humanitäre Tat von größter Bedeutung.

Wir haben gehört, daß auch ursprünglich gutveranlagte Kinder infolge epileptischer Insulte immer tiefer sinken und schließlich in einen Zustand verfallen können, der der Idiotie zur Seite zu stellen ist. Man bezeichnet solche nicht angeborene, sondern erworbene geistige Schwächezustände als sekundären Schwachsinn. Letzterer ist oft auch die Folge einer Erkrankung, die in der Regel in den Pubertätsjahren einsetzt und mit mehr oder minder starker Verblödung endet, der Hebephrenie oder Dementia praecox. Der geistvolle Psychiater *Bleuler* in Zürich hat hiefür den Namen Schizophrenie (Spaltungsirresein) vorgeschlagen, um anzudeuten, daß sich hier gewisse Vorstellungsgruppen, die mit dem eigenen Ich zusammenhängen, absondern und sich den anderen Bewußtseinsinhalten gleichsam gegenüberstellen. Bevor die Krankheit als solche deutlich hervortritt, ereignen sich seelische Veränderungen, die oft irrtümlich als schuldhafte Außerachtlassung der Kindespflichten, als Disziplinwidrigkeiten und Ausschreitungen der Schule gegenüber beurteilt werden und demgemäß Strafen und strenge Behandlung zur Folge haben, die das Übel wesentlich verschlimmern. Im weiteren Verlauf der Krankheit tritt die Verarmung des Gefühlslebens immer deutlicher hervor, und dieser Mangel bringt die Schizophrenen nicht selten in arge Konflikte mit den Regeln des Anstandes, der Moral, bisweilen auch mit der öffentlichen Ordnung. Es bestehen nahe Beziehungen zwischen der Schizophrenie und der Jugendkriminalität; in vielen Fällen zeigt sich die Erkrankung lediglich in dem Überhandnehmen ethischer Defekte bei verhältnismäßig nur geringen intellektuellen Einbußen. Diese Fälle sind es, die am häufigsten pädagogisch falsch beurteilt und behandelt werden.

Im Gegensatz zu den intellektuellen Beziehungen, die nunmehr durch besondere Prüfungsmethoden festgestellt werden können, haben die psychischen Faktoren, welche das Gefühlsleben des Kindes beeinflussen, bisher nicht die gehörige Beachtung gefunden. Und doch lehrt die Erfahrung, daß Gemütsbewegungen im Seelenleben des Kindes eine außerordentliche Rolle spielen und vielfach der Willens- und Charakterentwicklung den Weg weisen. Ein gewisses Ausmaß von Lustgefühlen ist unerläßlich für die gesunde Entwicklung des Kindes. Diese Lustgefühle ergeben sich einerseits aus der Liebe und Zärtlichkeit der Eltern, anderseits aus dem Bewußtsein produktiver psychischer Tätigkeit, aus dem gesunden Ablauf der Vorstellungen und ihrer Verbindungen. Im Gegensatz zu der bei gesunden Kindern fast regelmäßig anzutreffenden Fröhlichkeit, zu der sie immer wieder zurückkehren, auch wenn unangenehme Vorkommnisse ihre gute Laune vorübergehend getrübt haben, finden wir unter pathologischen Verhältnissen eine früh einsetzende Verstimmung, die unter Umständen derart in die seelische Entwicklung eingreift, daß man sie als Verstimmungsanlage bezeichnen kann. Bei solchen Kindern lösen geringfügige Konflikte und Schwierigkeiten Äußerungen von Trauer und Schmerz aus, die selbst weit unangenehmeren Erlebnissen gegenüber nicht angemessen wären. Aus der Verstimmungsanlage, die gleichsam den Grundton des gesamten Verhaltens der Kinder angibt, entsteht aber weiterhin eine Reihe von Affekten, die geradezu zersetzend auf die Seele einwirken. Hier steht der Angstaffekt obenan, auf dessen Grundlage unklare und undeutliche Vorstellungen der Beeinträchtigung auftauchen, welche auf die Umgebung bezogen werden und in diesem Sinne Bekundungen heftiger Abneigung selbst gegen die nächsten Angehörigen hervorrufen können. Es ist durchaus falsch, bei allen Kindern, die sich gegen Eltern und sonstige Angehörige lieblos und unehrerbietig betragen, sofort auf einen schweren ethischen Defekt zu schließen. Hier handelt es sich vielmehr oft um die fehlerhafte Beziehung peinigender Stimmungen auf die Umgebung, wie wir es ja häufig auch bei erwachsenen Nervenschwächlingen sehen, daß sie für alle Mißstimmungen, die sich bei ihnen auf Grund ihrer nervösen

Anlage einstellen, ihre Angehörigen verantwortlich machen, die in Wahrheit nach besten Kräften bestrebt sind, peinliche Szenen durch äußerste Nachgiebigkeit zu vermeiden. Freisteigende Affekte, wie sie sich aus der Verstimmungsanlage ergeben, laufen der Natur des Menschen derart zuwider, daß ihnen fast zwangsweise eine Ursache unterstellt wird. Dies gilt namentlich für Kinder, denen jede Selbstkritik fehlt und die, wenn bei ihnen Angstgefühle eintreten, sogleich nach einer Ursache suchen und sie in den nächstliegenden Ereignissen und in den Personen, die eben zur Hand sind, zu finden glauben. Solche Scheinursachen werden oft, zunächst gleichsam zwangsweise, sogar gegen jede bessere Überzeugung konstruiert und dann nachträglich in irgendeiner Weise motiviert, wobei fehlende Zusammenhänge auch wohl phantastisch ergänzt werden, eine der zahlreichen Wurzeln, aus denen Kinderlügen hervorgehen. Ich möchte hier einen Fall erwähnen, in welchem sich ohne jede greifbare Ursache eine solche Abneigung gegen die eigenen Eltern herausgebildet hatte, daß das Kind das instinktive Bestreben zeigte, den Angehörigen Schaden zuzufügen. Wiederholt hatte es die Kleider der Mutter mit der Schere unbrauchbar gemacht, dem Vater Briefe unterschlagen, sie zerrissen, verbrannt oder in den Abtritt geworfen. Diese Schädigungen bedeuteten im vorliegenden Fall nichts anderes als das krankhafte Abreagieren einer tiefgreifenden inneren Verstimmung, die mit starken Angstgefühlen einherging. Das Kind wurde daheim zunächst mit großer Strenge behandelt, was seinen Zweck vollständig verfehlte. Es änderte seinen feindseligen Charakter erst, als nach Versetzung in eine andere Umgebung eine wohlwollende Behandlung Platz griff, die darin bestand, daß das tiefgedrückte Selbstbewußtsein des Kindes systematisch ermutigt wurde.

Bei nervösen Kindern ist die Reizsamkeit, die gesteigerte Empfänglichkeit des Nervensystems, oft die Voraussetzung für höhere Leistungen. Diese Eigenschaft, welche nervösen Kindern auf intellektuellem Gebiet häufig besondere Begabung und besondere Leistungsfähigkeit verleiht, bringt in der Regel viel weniger erfreuliche Erscheinungen auf dem Gebiete des Gemüts- und Willenslebens hervor. Infolgedessen müssen die betreffenden Kinder als schwer erziehbar beurteilt werden und bedürfen einer besonderen, von psychologischen Erwägungen ausgehenden Behandlung. Hier versagt in der Regel auch die durchschnittliche Elternpädagogik, selbst wenn sie sich bei Kindern von normaler Entwicklung bereits bewährt hat. Schwer nervös sind oft einzige Kinder, die durch die Verhältnisse in Wettbewerb mit erwachsenen Personen gesetzt werden, diesen aber nicht bestehen können und dabei ihre seelischen Kräfte aufreiben.

Dem normalen Durchschnittsmenschen, aber auch oft schon dem Kind, kommt in hohem Maße eine für sein Verhalten gegen die Außenwelt kennzeichnende Fähigkeit zu, die man Selbstregulierung nennt und die dem Bedürfnis entspringt, ein gewisses Gleichgewicht der psychischen Faktoren herzustellen. Es gibt Kinder, bei denen das Bedürfnis nach innerer Ausgeglichenheit ein so starkes ist, daß mangelhafte oder selbst fehlerhafte Erziehung keine schädlichen Wirkungen auslöst, da hier gleichsam die Selbsterziehung ersetzt, was die Erziehung verfehlt oder schuldig bleibt.

Dem nervösen Kind mangelt die Selbstregulierung. Es erscheinen gewisse psychische Beziehungen einseitig in den Vordergrund gedrängt, während andere weitaus zurückbleiben. Am häufigsten sind es die intellektuellen Funktionen, welche zu einseitiger Ausbildung gelangen, woraus sich der Typus des sehr begabten, aber gefühlsarmen und willensschwachen Intelligenzmenschen ergibt. In anderen Fällen macht sich eine enorme Empfindsamkeit geltend, eine ruhige, gleichmäßige Stimmung ist fast nie vorhanden, alle äußeren Ereignisse wirken unverhältnismäßig auf das Gemütsleben ein und geben Willen und Aufmerksamkeit eine beständig sich ändernde Richtung („Reizbare Schwäche"). Schließlich kann man auch schon im Kindesalter jenen tyrannischen Naturen begegnen, die ihren Willen unbedingt und rücksichtslos durchzusetzen suchen und sich weder durch verstandesmäßige Erwägungen, noch durch Gefühlsmomente irgendwie beeinflussen lassen.

Bei nervösen Kindern ereignet sich oft ein beständiger Wechsel zwischen Erregung und Abspannung. Diese Kinder sind zu Zeiten hastig, zugreifend, können nicht stille sitzen, ihr Rededrang übersteigt alle Grenzen; dann aber finden wir sie müde, abgespannt, unlustig, schweigsam. Man glaubt oft kaum, es mit denselben Kindern zu tun zu haben.

Nicht bloß bei Erwachsenen, sondern auch bei Kindern, spielt die Disposition eine gewisse Rolle. Durchschnittsleistungen müssen doch wohl unter normalen Verhältnissen von allen bestritten werden. Bei einer Gruppe nervöser Kinder ist aber die Disposition alles, macht das ganze Wesen der Kinder aus. Was heute spielend geleistet wird, kann morgen nicht vollbracht werden. Heute schreibt das Kind seine Aufgabe fehlerlos, morgen wimmelt eine vielleicht ungleich leichtere Arbeit von Fehlern. Sehr interessant ist das Studium der Schriftzüge dieser

Kinder. Nehmen Sie eines seiner Hefte zur Hand, so finden Sie eine solche Ungleichmäßigkeit, daß man oft nicht annehmen kann, es sei die gleiche Hand, die bald tadellos, bald undeutlich und kaum leserlich geschrieben hat.

Bei den Kindern der letzten Kategorie spielt die besondere Art ihrer Ermüdbarkeit eine wichtige Rolle. Jede Arbeit ermüdet und jedes Kind wird nach längerem Unterricht müde. Aber das nervöse Kind zeigt einen ganz abnormen Verlauf seiner Ermüdungskurve. Damit hängt die sehr ungleiche Empfänglichkeit für den Unterricht und die ungleiche Art der Arbeitsfähigkeit zusammen. Mit diesen Verhältnissen muß aber im vorhinein gerechnet werden. Denn eine Überbürdung solcher Kinder kann die schlimmsten Folgen haben; man hat bei ihnen ausgesprochene Überbürdungspsychosen beobachtet. Für den Schulunterricht eignen sich diese Kinder nur dann, wenn ein heilpädagogisch vorgebildeter Lehrer bei kleiner Schülerzahl die Möglichkeit hat, das Kind individualisierend zu berücksichtigen und seiner Eigenart Rechnung zu tragen. Der Hausunterricht ist als Einzelunterricht recht anstrengend. Auch dieser müßte von einer fachlich geschulten Person erteilt werden, welche das Kind zu behandeln versteht und ihre Anforderungen der Disposition des Schülers anpaßt, ohne ihm selbst merkliche Zugeständnisse zu machen. Trifft schon der Unterricht auf große Schwierigkeiten, so gilt dies noch mehr von der Erziehung. Die Elternpädagogik versagt auch hier angesichts der Schwierigkeit der Aufgabe.

Leider gehören die nervösen häufig zu den begabten Kindern, und die Eltern halten sich für verpflichtet, ihnen eine möglichst vielseitige und gründliche Ausbildung angedeihen zu lassen. Der Unterricht, den das Kind in der Volksschule empfängt, erscheint den Eltern oft viel zu primitiv; es wird demnach noch Unterricht in fremden Sprachen, in der Musik erteilt. Moderne Eltern wissen aber auch die Vorteile des Sports und der Bewegung zu schätzen. Daher kommen noch Übungen sportlicher Natur, Turnen, Tanzen, Spaziergänge hinzu, und da die Zeit für alle diese Betätigungen zu kurz wird, so hastet das Kind von einer Beschäftigung in die andere ohne genügende Erholung, ohne die Möglichkeit, sich hinreichend kindlich auszuleben. Die Beschäftigungspläne der Kinder in wohlhabenden Familien rechtfertigen bisweilen den Vorwurf der Kindermißhandlung. Die Überbürdung in den Schulen — und hier kommen hauptsächlich die höheren Schulen in Betracht — kann auch unter den schlimmsten Verhältnissen nicht so arg sein wie die Überbürdung von Kindern im Elternhaus. Nervöse Kinder müssen unter einer solchen Last früher oder später zusammenbrechen, und es ist oft der Mißerfolg in der Schule selbst, in dem die unzweckmäßige Behandlung im Elternhaus zum Ausdruck kommt. Leider sind gerade in Hinsicht auf den häuslichen Unterricht und die häusliche Erziehung Eltern oft uneinsichtig und nur schwer zu bewegen, ein unzweckmäßiges und sogar schädliches Regime zu ändern. Ich entsinne mich noch lebhaft, daß eine Mutter, die meinen pädagogischen Rat wegen Unterbringung eines leistungsunfähigen psychopathischen Jünglings in Anspruch nahm, versicherte, sie treffe keine Schuld an der Katastrophe, sie habe alles Mögliche getan, um den Jungen vorwärts zu bringen, „bei ihr habe ein Lehrer dem andern die Türe in die Hand gegeben“. Unter diesen Verhältnissen war es hier beinahe als sicher anzunehmen, daß eben dieser Umstand den Zusammenbruch verursacht habe.

Die Störungen der Willenstätigkeit erscheinen bei nervösen Kindern zumeist als Willensschwäche. Den Vorsätzen fehlt oft nicht die nötige Klarheit, wohl aber die Intensität, vermöge welcher der Willensakt gleichsam in Bewegung gesetzt werden kann. Das Bewußtsein der Willensschwäche und das vergebliche Ankämpfen gegen dieselbe hat bei vielen nervösen Kindern peinliche Gefühle der Unzulänglichkeit, des Unvermögens zur Folge, deren Vertiefung durch ungeeignetes oder ungeschicktes pädagogisches Einschreiten oft zur Vernichtung jeder Arbeitsfreude und jedes Lebensmutes führt.

Eine eigenartige Willensstörung entsteht daraus, daß die Energie des Wollens in keinem Verhältnis steht zum Wert und zur Bedeutung der Willensziele. Wir finden diese Überspannung des Wollens nicht selten bei Schwachsinnigen, die es nicht verstehen, ihre Willensenergie der auszuführenden Handlung entsprechend zu bemessen, und infolgedessen Hantierungen des täglichen Lebens, die bei Normalen fast automatisch ablaufen, mit einem Aufwand an Mitteln bestreiten, die in krassem Gegensatz zu dem stehen, was im besten Fall erreicht werden kann und oft gar nicht oder in ungenügendem Maße erreicht wird. Aber auch bei intellektuell normalen, nervösen Individuen treffen wir auf ähnliche Verhältnisse. Nervöse Kinder sind bekanntlich leicht ablenkbar, ihre Aufmerksamkeit hält größeren Anforderungen nicht stand und schweift nicht selten passiv in entlegene Fernen (Zerstreutheit). Es fällt dem Nervösen oft sehr schwer, diese abseits führenden Tendenzen zu hemmen. Diese Unfähigkeit wird dann Ursache eines Unlustgefühles, das sich — wie bereits früher dargelegt wurde — dem tatkräftigen Wollen als ärgstes Hindernis entgegenstellt. Um diesen Willensstörungen zu entgehen, wird bisweilen gleich von Anfang an der Entschluß mit einem Überschuß an Energie ins Werk gesetzt, der alle Regungen, die sich der Ausführung entgegenstellen könnten, überwältigen soll. Diese Überspannung, die sich häufig auch auf muskulärem Gebiet in Form von unnötigen und häßlichen Mitbewegungen kundgibt, macht auf Beobachter einen derart ungünstigen Eindruck, daß manchmal solche nervöse Kinder für schwachsinnig gehalten werden, obzwar ihre intellektuellen Funktionen normal sind.

Eine Willensstörung anderer Art ist der Negativismus, der sich darin zeigt, daß Wünsche und Befehle der Umgebung entweder überhaupt nicht befolgt werden oder Handlungen auslösen, die das Gegenteil dessen bedeuten, was dem Kinde aufgetragen wurde. Negativistische Handlungen gereichen dem Kinde selbst oft zum Schaden oder Mißvergnügen, werden aber trotzdem in der Folgezeit nicht unterlassen. Derartige Kinder werden auch nicht durch Schaden klug. Wir befinden uns hier an der Schwelle der psychopathischen Konstitutionen, die uns im nächsten Vortrag ausführlich beschäftigen sollen.

Die psychopathischen Konstitutionen.

Vierter Vortrag.

Der Pädagoge und Psychologe *Ludwig von Strümpell,* der Vater des bekannten Leipziger Klinikers, hatte im Jahre 1890 ein Werk unter dem Titel: „Die pädagogische Pathologie oder die Lehre von den Fehlern der Kinder“, herausgegeben, in dem er dreihundert Kinderfehler analysierte und klassifizierte. Er war der erste, der darauf hinwies, daß dieselben Namen einmal unverfängliche Kinderfehler bezeichnen, die im Verlaufe der kindlichen Entwicklung auftreten und oft sozusagen normale Durchgangsstadien darstellen, und ein anderes Mal Zeichen gestörter, abwegiger Entwicklung bedeuten, die als Warnungssignale auftreten und eine besondere Behandlung erfordern. Den Spuren *L. von Strümpells* sind dann andere Forscher, Pädagogen, Psychologen und Ärzte, gefolgt. Es kam zunächst zur Lehre von den psychopathischen Minderwertigkeiten, die einen Versuch bedeutete, die verschiedenen geistigen Abnormitäten zusammenzufassen, die gleichsam als Zwischenstufen zwischen geistiger Gesundheit und Krankheit stehen. Aus dieser

Lehre, welche die Abgrenzung zu den verschiedenen Zuständen des kindlichen Schwachsinns vermissen ließ, entwickelte sich dann weiterhin die systematische Darstellung der psychopathischen Konstitutionen, die wir *Theodor Ziehen* verdanken, der aus der Psychiatrie zur Pädagogik und Psychologie übergegangen ist und derzeit als Professor der Philosophie in Halle a. S. wirkt. Bevor wir uns der Lehre von den psychopathischen Konstitutionen zuwenden, mögen einige Beispiele zeigen, inwieweit Fehler der Kinder eine verschiedene Beurteilung und Wertung vom psychologischen und vom pädagogischen Standpunkt aus erfordern.

Gehen wir von dem bereits beschriebenen Zustand des Negativismus aus. Das Kind weigert sich zu tun, was ihm der Erwachsene aufträgt, nimmt die Gewohnheit an, bei den geringfügigsten Anlässen zu widerstreben und zu widersprechen und geht in seinen Handlungen einen Weg, der dem von seinen Angehörigen oder Erziehern vorgezeichneten oft geradezu entgegengesetzt ist. Unter normalen Verhältnissen bedeutet dieses Verhalten als Ungehorsam oder Widersetzlichkeit einen schlimmen Kinderfehler, der in der Regel scharfes erziehliches Einschreiten zur Folge hat, welches die fehlende Autorität des Erziehers herstellen soll. Bisweilen genügt übrigens in solchen Fällen das Auftreten einer Persönlichkeit, die sich Respekt zu verschaffen oder die Zuneigung des Kindes zu erwerben versteht, um das Kind oder den Jugendlichen wieder gefügig zu machen. Der krankhafte Negativismus, der zunächst als Ungehorsam oder Widersetzlichkeit erscheint, ist aber wesentlich anders zu beurteilen. Er bleibt unverändert, trotzt allen Erziehungseinflüssen, führt das Kind oder den Jugendlichen oft in peinliche, mit schwerer Unlust behaftete Situationen und macht sich trotzdem immer wieder als sinnloses Widersprechen und Zuwiderhandeln geltend. Am krassesten tritt dies hinsichtlich der Nahrungsaufnahme zutage. Es gibt Kinder, die tagelang nahezu alle Speisen zurückweisen, von Kakao, Schokolade oder einigen, an und für sich ganz unzureichenden Näschereien leben, obzwar nicht die mindeste Krankheitserscheinung seitens der Verdauungsorgane nachzuweisen ist. — Ein anderer Kinderfehler, der auch bei gesunden Kindern sehr oft vorkommt, ist der Trotz. Man spricht sogar von einem Trotzalter der Kinder, und es gibt nicht wenige Jugendliche, namentlich weiblichen Geschlechtes, die diesen Fehler auch jenseits der Pubertät gelegentlich zeigen, aber späterhin von selbst ablegen, ohne daß es eines besonderen erziehlichen Einschreitens bedurft hätte. Im Gegensatz dazu bedeutet der pathologische Trotz, der ganz außerordentlich häufig bei psychopathischen Kindern vorkommt, nichts anderes als Willenssperrung. Zum Unterschiede vom Negativismus, den wir oben besprochen haben, bezieht sich die Willenssperrung nicht auf das gesamte Verhalten der Kinder; sie tritt nur zeitweise ein, macht sich oft ganz plötzlich geltend, so daß bisweilen eine bereits begonnene Handlung unterbrochen wird und nicht zum Abschluß gelangt. Sie geht dann — ganz nach Art des Trotzens kleiner Kinder — spurlos vorüber, wird aber doch zu einem schweren Hemmnis für eine geordnete Erziehung durch den Mangel jedes Motives, ihr plötzliches Auftreten und die hierdurch bedingte Unberechenbarkeit der Kinder. — Gleichsam in der Mitte zwischen Ungehorsam und Trotz steht der Eigensinn, ein gleichfalls häufiger Kinderfehler, der darin zum Ausdruck kommt, daß sich die betreffenden Kinder nicht ein- und unterordnen, sondern überall den Ton anzugeben wünschen und durchzusetzen suchen, daß alles nach „ihrem Kopfe geht". Der krankhafte Eigensinn ist nun keineswegs Bekundung eigenen Sinnes oder vielmehr eigenen, kraftvollen Wollens. Es fehlt hier das Vermögen der Selbstzügelung und Selbstüberwindung, die Fähigkeit zur Beherrschung der seelischen Vorgänge überhaupt. — Den Kinderlügen, die wir unter normalen Verhältnissen keineswegs als schwere Verfehlungen auffassen dürfen, — ich verweise hier nur auf die kürzlich erschienene Abhandlung von *Ch. Bühler* und *J. Haas:* „Gibt es Fälle, in denen man lügen muß?" — steht eine eigenartige Gruppe von Lügen gegenüber, die als Zwang, die Unwahrheit zu reden, sich geltend machen, dem Lügner niemals zum Vorteil gereichen, ihn im Gegenteil schlimmsten Konflikten aussetzen, ihn geradezu brandmarken, und trotz aller schlechten Erfahrungen — wenn auch mit wechselnden Inhalten — immer wiederkehren. Diese als Pseudologia phantastica bezeichnete Lügenhaftigkeit entspringt bei Psychasthenikern dem Bedürfnis, sich über die peinlichen, unerfreulichen Verhältnisse der Gegenwart hinwegzutäuschen, bei Hysterischen dem Drang nach Selbsterhöhung und weist hier oft sehr charakteristisch auf die fast wahnhafte Überschätzung der eigenen Persönlichkeit hin. Es gibt fast keine psychopathische Konstitution, bei der nicht Lügenhaftigkeit als Symptom zu verzeichnen ist, wobei es bisweilen schwerhält, die Lügen auf zureichende Ursachen zurückzuführen. Auf den ethischen Tiefstand mancher Kinder weisen Verleumdungslügen hin, die dem Wesen normaler Kinder eigentlich fremd sind und von diesen selbst zumeist als schändliches Tun beurteilt werden. Lügen führt oft zum Schwindeln oder ist schon ein Bestandteil desselben. Krankhafte Lügner und Schwindler stellen eine besondere Kategorie von Psychopathen dar, die in den meisten Fällen späterhin sich antisozial betätigen (Hochstapler).

Es gibt kaum eine krankhafte Abartung des kindlichen Seelenlebens, die nicht in einem Fehler normaler Kinder ihr Gegenbild hätte. Eine Häufung dieser Kinderfehler, die bisweilen auch eine leicht pathologische Färbung aufweisen, findet sich zur Pubertätszeit, dem Lebensalter, das überhaupt die größten erziehlichen Schwierigkeiten in sich birgt und für die Richtung der weiteren seelischen Entwicklung entscheidend ist.

Für die psychopathischen Konstitutionen ist es kennzeichnend, daß sie den Kindern stets ein eigenartiges Gepräge verleihen, das ihnen eine Sonderstellung in der Kinderwelt zuweist. Sie scheiden in der Regel infolge ihrer Eigentümlichkeiten aus der Gesellschaft normaler Kinder aus, finden weder an deren Spielen, noch an deren Beschäftigungen Gefallen und machen sich sogar in deren Gesellschaft oft als störende Elemente geltend. Pädagogisch gehören die psychopathischen Kinder der überwiegenden Mehrzahl nach zu den schwer erziehbaren, sie sind Sorgenkinder und erscheinen den eigenen Eltern oft als rätselhafte, unbegreifliche Geschöpfe, die sich der Familie mehr und mehr entfremden („ungeratene" Kinder). Schwere Konflikte sind in solchen Familien überaus häufig und stören dann aufs empfindlichste das friedliche Zusammensein mit Eltern und Geschwistern.

Es gibt psychopathische Konstitutionen, die ohne äußeres Eingreifen mit zunehmender Reife eine Milderung erfahren, andere, die zeitlebens unverändert bleiben und den damit Behafteten als Sonderling und Eigenbrötler erscheinen lassen, Persönlichkeiten, die allen Exzentrizitäten zugänglich sind und den sonderbarsten religiösen, politischen oder ethischen Richtungen anhängen. Solche Persönlichkeiten tauchen zur Zeit schwerer politischer oder wirtschaftlicher Erschütterungen plötzlich an die Oberfläche, um ebenso rasch bei Wiedereintritt geordneter Verhältnisse zu verschwinden. Schließlich haben wir noch eine Gruppe psychopathischer Konstitutionen zu erwähnen, bei denen eine fortschreitende Verschlechterung Platz greift, eine Tendenz zur Wahnbildung besteht und schließlich die psychopathische Konstitution in offenkundigen Wahnsinn übergeht. Hier ist zu bemerken, daß der Verfolgungswahnsinn (Paranoia) oft schon in die Kindheit zurückreicht.

Hinsichtlich der intellektuellen Leistungsfähigkeit ergeben

sich bei den psychopathischen Konstitutionen alle Übergänge von leichtem Schwachsinn bis zu hervorragenden geistigen Leistungen. Die psychopathischen Konstitutionen können sich mit jeder Form der Begabung verbinden, sie bilden oft den düstern Untergrund des Talents.

Es ist nicht möglich, an dieser Stelle alle psychopathischen Konstitutionen aufzuzählen und ihre charakteristischen Merkmale anzugeben. Ich möchte nur einige hervorheben, die in psychologischer und in pädagogischer Hinsicht besonders bemerkenswert sind. Hier ist es die Psychasthenie, welche durch die Häufigkeit ihres Vorkommens und durch die Schwierigkeiten, die sie der normalen erziehlichen Beeinflussung bietet, eingehendere Darstellung erfordert.

Bei der Psychasthenie handelt es sich um Zustände seelischer Schwäche oder, besser gesagt, um Zustände verminderter seelischer Widerstandsfähigkeit. Diese zeigt sich in unseren Fällen vor allem in dem Unvermögen, Unlustgefühle zu überwinden. Es gibt auch im normalen Leben eine Menge psychischer Leistungen, die anfangs mit dem Gefühl der Unlust verknüpft sind. Nicht jede Arbeit, die wir leisten müssen, ist uns erwünscht und angenehm. Wenn ich an einem schönen Sommertag an meinem Schreibtisch sitze, um ein gleichgültiges oder lästiges Aktenstück zu erledigen, so nehme ich ein starkes Unlustgefühl, ein inneres Widerstreben in mir wahr, meine Gedanken drängen fast gewaltsam in eine andere Richtung. Ich vermag aber das Unlustgefühl zu überwinden, meine Gedanken auf die vorliegende Arbeit zu konzentrieren, und schließlich entschädigt mich nach Vollendung der Arbeit ein intensives Lustgefühl für die unangenehmen inneren Erlebnisse, welche mit der Erfüllung der lästigen Pflicht verbunden waren. Nehmen wir ein Beispiel aus dem Schülerleben. Ein Kind hat einige Rechenaufgaben zu lösen. Das Rechnen ist eine ihm unangenehme, verdrießliche Beschäftigung. Schon bei den Vorbereitungen dazu macht sich ein intensives Unlustgefühl geltend, das sich noch verstärkt, wenn der Schüler mit der Ausarbeitung der Aufgaben beginnt. Vorstellungen verschiedener Art, durch den Kontrast gehoben, tauchen in ihm auf. In dieser psychischen Verfassung wäre der Schüler unfähig, seine Aufgaben zu lösen. Aber er ist imstande, seine Aufmerksamkeit auf die vorliegende Arbeit einzustellen; er engt damit sein Bewußtsein in gewissem Sinne ein und bewirkt das Zufließen vornehmlich jener Gedankengänge, die sich auf die intensiv festgehaltenen Zahlvorstellungen beziehen. Das primäre Unlustgefühl hört auf; der Erkenntnisakt, den der Schüler beim Rechnen vollzieht, hat Gefühle anderer Art zur Folge, die nicht von besonderer Intensität und daher nicht störend sind, sondern als leises Wohlgefühl den Fortgang der Arbeit fördernd begleiten und nach Vollendung der Aufgabe zu voller Höhe anschwellen, wobei wieder das freie Spiel der Vorstellungen beginnt. Beim psychasthenischen Kind verhält sich die Sache anfänglich ebenso wie bei dem eben geschilderten normalen Schüler. Die Unlustgefühle werden jedoch nicht überwunden; sie breiten sich immer mehr aus und verhindern die erforderliche Denkarbeit. Das Unlustgefühl verdichtet sich zu den Affekten des Ärgers, des Zorns. Ein bitteres Gefühl des Unvermögens macht sich geltend und verstärkt das anfängliche Unlustgefühl. Späterhin tritt die natürliche Ermüdung in ihre Rechte, und aus den angeführten Bestandteilen ergibt sich ein allgemeines Unbehagen, dem der Schüler zu entrinnen sucht, indem er die Arbeit unterbricht und eine andere Beschäftigung beginnt, die aber in der vorhandenen trüben Gemütsstimmung ebensowenig gelingt. Wieder wird die erste Arbeit zur Hand genommen; es ist spät geworden, die Angst, nicht fertig zu werden, bemächtigt sich des Kindes. Die Verstimmung wird immer ärger, sie steigert sich bis zur Unerträglichkeit; schließlich wird die Arbeit hingeschleudert ohne Rücksicht darauf, ob sie richtig ist oder nicht, nur dem Drange folgend, sich wenigstens äußerlich von ihr zu befreien.

Die pathologische Verstimmung, die ich hier zu kennzeichnen versucht habe, tritt fast regelmäßig bei allen Anlässen auf, die einen höheren Grad von Sammlung, eine größere Anspannung der psychischen Kräfte bedingen. Läßt man jedoch die Kinder frei gewähren, legt man ihnen keine bindenden Verpflichtungen auf, so ist ihre Stimmung annähernd normal; nur zur Zeit der psychasthenischen Krisen, über welche ich später sprechen werde, hält der schwere Verstimmungszustand an und breitet sich über das gesamte Seelenleben aus.

An psychasthenischen Kindern lassen sich eine ganze Anzahl von Fehlern feststellen, hinter deren harmlosen Namen sich krankhafte Symptome ernster Art verbergen. Wir sehen hier mit größter Deutlichkeit, wie bedenklich die Tatsache ist, daß diese Namen das eine Mal harmlose Untugenden normaler Kinder decken, deren Beseitigung bei halbwegs vernünftiger Erziehung zu gewärtigen ist oder die im Laufe der Entwicklung von selbst verschwinden, das andere Mal aber auf ernste Störungen des seelischen Gleichgewichtes hinweisen. Dieser Parallelismus hat schon viel Unheil angerichtet, da man krankhafte Symptome wie harmlose Kinderfehler benennt und sich deshalb berechtigt glaubt, sie in gleicher Weise erziehlich zu behandeln. Eben diese Gleichartigkeit der Bezeichnungen bietet in beiden Fällen uneinsichtigen oder eitlen Eltern oft genug Veranlassung, krankhafte Zustände gleichsam ins Normale zu verschleppen, da sie die Erkenntnis scheuen, daß ihre Kinder als nicht normal anzusehen sind. Die Fehler, die bei Psychasthenikern anzutreffen sind, machen sich als Zerstreutheit, als das Unvermögen, bei einer Arbeit auszuharren, oft aber auch als Faulheit geltend, wobei beachtet werden muß, daß die pathologische Faulheit nicht etwa als ein Zustand inneren Behagens und als Freude am Nichtstun betrachtet werden darf, sondern schwere innere Konflikte verdeckt, die im Auftauchen heftiger Unlustgefühle und in dem vergeblichen Bemühen, diese niederzukämpfen, bestehen. Die Angstgefühle, die bei der Psychasthenie auftreten, sind so peinlicher und quälender Art, daß oft schon die Angst vor diesen, also in gewissem Sinne die Angst vor der Angst, den Psychastheniker an der Inangriffnahme einer Arbeit hindert, oder, im Falle diese erzwungen wird, eine innere Beunruhigung herbeiführt, die eine gedeihliche Vollendung der Arbeit ausschließt. Dies veranlaßt die bei Psychasthenikern geradezu typische Angst vor Schularbeiten, die auch bei relativ guter Vorbereitung mißlingen. Es ist klar, daß solche Existenzen den Anforderungen der Schule, geschweige denn denen des praktischen Lebens nicht standhalten können und früher oder später Schiffbruch erleiden müssen.

Trefflich charakterisiert wird der Lebenslauf des Psychasthenikers in dem bekannten Kinderlied von *Loewenstein:* „Traurige Geschichte vom dummen Hänschen." Hänschen will alles Mögliche werden, hält nirgends aus und findet an jeder Beschäftigung etwas auszusetzen. „Immer, wenn er kaum begonnen, jagt ihn fort der Meister." Den Zusammenbruch einer solchen Existenz schildert der Dichter sehr zutreffend mit den Worten: „Hänschen hat noch viel begonnen, brachte nichts zu Ende; drüber ist die Zeit verronnen, schwach sind seine Hände. Hänschen ist nun Hans geworden, und er sitzt voll Sorgen, hungert, bettelt, weint und klaget abends und am Morgen" usw.

Bemerkenswert ist, daß sich die Psychasthenie oft zu einem Verhalten steigert, das ich als psychasthenische Krisen bezeichnet habe. Die jungen Psychopathen fügen sich nicht mehr der Schuldisziplin, tragen ein freches, obstinates Wesen zur Schau, zeigen sich unempfindlich gegen Ermahnung und Strafe. Bisweilen bringen es die Kinder nicht über sich, die verhaßte Schule zu betreten, treiben sich während der Schulstunden herum, tief beunruhigt und derart zerstreut, daß sie oft gar nicht wissen, welche Wege sie eingeschlagen haben. Nicht selten löst die Verstimmung antisoziale Handlungen aus; hier kommen Diebstähle sehr häufig vor, aus denen die Kinder keinerlei Vorteile ziehen und die am ehesten als allgemeine, vage Schädigungsabsicht beurteilt werden können. Daß in solchen psychasthenischen Krisen auch Selbstmorde verübt werden, veranlaßt durch ein auf der Höhe der Verstimmung entstandenes Unerträglichkeitsgefühl, kann nicht wundernehmen. Mancher Schülerselbstmord erklärt sich ungezwungen aus solchen Motiven.

Bei Kindern ereignet es sich sehr leicht, daß psychische Erschütterungen auf das motorische Gebiet übergreifen und Erscheinungen auslösen, die man im allgemeinen als „Anfälle" bezeichnet. Ein großer Teil der Anfälle, die man früher der Epilepsie und der Hysterie zugeteilt hat, sind wesentlich harmloserer Art, worauf schon vor längerer Zeit der bekannte Berliner Nervenarzt *Oppenheim* hingewiesen hatte. Die psychasthenischen Anfälle wären am ehesten als Verzweiflungsparoxysmen zu beurteilen, aus dem Bedürfnis hervorgehend, einem unerträglichen Verstimmungszustand durch motorisches Abreagieren Luft zu machen, ihn gleichsam auszutoben, sich durch allerdings sinnlose Handlungen von ihm zu befreien. Die psychasthenischen Anfälle bestehen in Zuständen höchster Erregung mit motorischen Entladungen und mit sinnlosem Schreien. Es sind Wutanfälle, die oft jeder Beschreibung spotten und die Angehörigen aufs ärgste erschrecken, was wohl ein wenig, wenn auch nicht klar bewußt, beabsichtigt ist. Haben sich die Kinder ausgetobt, dann tritt gewöhnlich für längere Zeit Ruhe ein, zumal sich die Eltern nach solchen Vorfällen manchmal bewogen fühlen, eine vernünftige Behandlung Platz greifen zu lassen oder ein ungeeignetes Schulverhältnis zu ändern. Vereinzelt bleiben solche Anfälle aber in der Regel nicht, ihre Wiederkehr schädigt den betreffenden Jugendlichen aufs schwerste, namentlich in ethischer Beziehung.

Das vollständige Gegenbild zur Psychasthenie bildet jene psychopathische Konstitution, die man als Hyperthymie bezeichnet und die als unverbesserlicher Leichtsinn am besten charakterisiert werden könnte. Hier haben wir es mit Kindern und Jugendlichen zu tun, die sich stets in heiterer Stimmung befinden, ohne Rücksicht darauf, ob dies den Umständen entspricht oder nicht. Die traurigsten Familienverhältnisse, Krankheit, Tod eines nahen Verwandten, vermögen dieser heiteren Verstimmung keinen Abbruch zu tun. Das Aushecken dummer Streiche erscheint als die Hauptaufgabe dieser psychopathischen Kinder, denen es vor allem darauf ankommt, die Lacher auf ihrer Seite zu haben. Es handelt sich hier meist um sehr billige Witze, um Clownerien, denen wir auch bei Schwachsinnigen nicht eben selten begegnen. Solche Kinder und Jugendliche gefährden oft die Schuldisziplin in ärgster Weise und hemmen den Unterrichtsbetrieb, so daß nichts anderes übrig bleibt, als sie zu entfernen. Es ist für diese Psychopathen höchst charakteristisch, daß sie nichts nachtragen oder übelnehmen. Sie bringen ihren Angehörigen und Lehrern zumeist warme Zuneigung entgegen, auch wenn sie von diesen wiederholt in empfindlicher Weise bestraft worden sind. Derartige Psychopathen gewinnen auf den ersten Anblick durch ihr vermeintlich heiteres und lebhaftes Temperament, legen aber allen jenen, die ernsthaft mit ihnen zu tun haben, die härtesten Geduldproben auf. Der Unterricht eines solchen Kindes gehört zu den ärgsten pädagogischen Aufgaben.

Als wir vom Seelenleben des gesunden Kindes sprachen, haben wir der großen Bedeutung der Phantasie gedacht und diese ein Denken in Bildern genannt. Jedes Kind macht eine Periode seiner Entwicklung durch, in der es phantastisch veränderte Vorstellungen produziert und sich gerne in jener Welt ergeht, die ihm die Märchenerzählungen, das Vorlesen der bekannten Kindergeschichten näher gebracht haben. Aber beim gesunden Kind behalten alle diese Phantasien eine besondere Bewußtseinsnote; das Reale und das Erfundene, Nichtreale, heben sich voneinander ab. Wenn das Spiel mit phantastisch veränderten Vorstellungen dem Kind auch noch so gut gefällt, es läßt sich willig auf den Boden der Wirklichkeit zurückführen. Es gibt nun eine große Zahl von Kindern, bei welchen das Phantasieleben hypertrophiert, übermächtig wird. Dieses Überwuchern der Phantasievorstellungen bei oft gleichzeitiger Verarmung des Denkens, das sich auf Wirklichkeitsverhältnisse bezieht, ist charakteristisch für das h y s t e r i s c h e K i n d, dessen Darstellung wir uns nunmehr zuwenden wollen. Aus der Gegenüberstellung der stark entwickelten Phantasievorstellungen und des mangelhaften Eingehens auf reale Verhältnisse ergibt sich die Kritiklosigkeit dieser Kinder und die sonderbare Natur ihrer Phantasievorstellungen, die an die Stelle von Wirklichkeitsvorstellungen treten. Die Phantasievorstellungen gruppieren sich sämtlich um das Kind selbst. Es fühlt besondere Wonnen, wenn es sich eine dominierende Stellung anweisen, sich in seinen Phantasien über andere stellen, sich zum Schönsten, Klügsten, Stärksten, Mächtigsten machen kann. Dieses fortwährende Beschäftigen mit sich selbst hat zur Folge, daß alle Ichgefühle unverhältnismäßig in den Vordergrund treten.

Das Kind treibt schon frühe eine Art introspektiven Seelenstudiums; es läßt seine Phantasie frei schweifen und beobachtet dann alles, was diese freischweifende Phantasietätigkeit an Bewußtseinsinhalten heraufbeschwört. Im selben Maß, als das Interesse für dieses Versenken in sich selbst stärker und stärker wird, hört das Interesse für das Alltägliche, Reale immer mehr auf. Es kann so weit kommen, daß die Kinder in dem Bestreben, ihrem Wachträumen ungestört zu frönen, ihrer Umgebung große erziehliche Schwierigkeiten bereiten.

Diese Unterschätzung der Wirklichkeitsverhältnisse, diese nahen Beziehungen zu einer unwahren, erträumten Welt haben zur Folge, daß die Kinder ganz besonders zum Lügen geneigt sind. Diese Lügen haben aber einen eigenartigen Charakter: Sie zeigen, wie sich an Vorstellungen, Ereignisse der Wirklichkeit phantastische Assoziationen und Reminiszenzen knüpfen, die oft deutlich ein Stück des eigenen Seelenlebens widerspiegeln. In diesem Sinne sind die bei Hysterischen so häufigen „Verfälschungen der Wirklichkeit" zu deuten. Es ist nun höchst auffallend und merkwürdig, daß in diesen Lügen hysterischer Kinder sexuelle Motive oft wiederkehren. Auf die sexuelle Grundlage der Kinderhysterie hat bekanntlich *Freud* besonders aufmerksam gemacht. Dieses vorzeitige Erwachen von Sexualgefühlen ist vielleicht erklärlich durch die Art hysterischer Kinder, den geheimsten seelischen Regungen zu folgen und sich willig, ohne eine Spur von Hemmungen zu entwickeln, in deren Bann zu begeben. Hieraus resultiert auch die Frühreife, die wir bei vielen hysterischen Kindern antreffen und die oft irrtümlich als besondere geistige Entwicklung angesehen wird, obzwar eine eingehende Prüfung der geistigen Fähigkeiten fast immer eine gewisse Einseitigkeit und Armut des Vorstellungslebens nachweist.

Dadurch nun, daß die Grenzen zwischen wirklicher und erträumter Welt, zwischen realen und Phantasievorstellungen schwankend sind, daß beide ineinander überfließen, werden die Kinder Suggestionen, besonders Autosuggestionen sehr zugänglich. Das hysterische Kind, das seiner Umgebung irgendeine erfundene Geschichte vorlügt, sie mit allen äußeren Zeichen des eindrucksvoll Erlebten erzählt, glaubt vielleicht die Geschichte selbst, belügt sich, wie es seine Umgebung belügt. Daher die große Hartnäckigkeit, mit der diese Kinder bei ihren Aussagen bleiben. Dazu kommt noch der Drang, Außergewöhnliches, Sensationelles vorzubringen, sich und seine Umgebung in Aufregung zu versetzen. Sie werden unter diesen Umständen begreifen, daß Kinder als Zeugen sehr bedenklich sind und daß man am besten täte, Kinder als Zeugen vor Gericht überhaupt nicht zuzulassen, wobei noch sehr zu berücksichtigen ist, daß auch die Aussagen normaler Kinder von einer Reihe oft unkontrollierbarer Faktoren abhängig sind und die Suggestibilität auch des normalen Kindes eine enorm große ist. Der bekannte Kinderpsychologe *William Stern* und seine Schule haben die Unverläßlichkeit von Kinderaussagen längst nachgewiesen, und es erscheint daher sehr merkwürdig, daß noch immer Kinder vor Gericht als vollwichtige Zeugen vernommen werden.

Die seelischen Vorgänge greifen beim hysterischen Kind häufig auf das Gebiet des Körperlichen über. Der Körper des hysterischen Kindes folgt willig den krankhaften seelischen Impulsen und es können Symptome körperlicher Erkrankungen fingiert werden, die selbst den erfahrenen Arzt täuschen. Einer der bedeutendsten französischen Nervenärzte, *Charcot,* nennt die Hysterie die große Täuscherin. Es muß aber daran festgehalten werden, daß hier nicht in allen Punkten bewußte Simulationen vorliegen. Das Kind kann sich den Eintritt seines Leidens suggerieren, der Ablauf desselben ist aber seinem Willen mehr oder minder entrückt. Es leidet unter der suggestiv hervorgebrachten ebenso wie unter einer echten Krankheit, kann sich aber von ihr bei seiner Willensschwäche, bei seiner passiven Art nicht selbständig befreien. Es sind Fälle von hysterischer Blindheit, Taubheit, Lähmung, Stimm- und Sprachlosigkeit beobachtet worden. Sehr häufig sind bei hysterischen Kindern schwerste Formen der Nahrungsscheu, die zu förmlichem Selbstaushungern ausarten kann.

Eine besondere Art hysterischer Zustände sind die hysterischen Anfälle. Sie sind den epileptischen ähnlich, aber mit diesen nicht identisch. Vor allem besteht kein totaler Bewußtseinsverlust, die Kranken können sich an ihre Anfälle ganz gut erinnern, wissen sogar, was sich während derselben ereignet, was die Personen in ihrer Umgebung gesprochen haben. Der Ablauf des Krampfes ist irregulär, besteht manchmal in eigentümlichen Krümmungen des Körpers, oft im Emporschnellen. Charakteristisch für diese Anfälle ist die unleugbare Tatsache, daß sich der Hysterische den Eintritt derselben suggerieren kann. Infolgedessen sind die Anfälle eine starke Waffe in der Hand eines solchen Kindes. Wenn es einer unangenehmen Auseinandersetzung ausweichen will, tritt der Anfall zu rechter Zeit ein. Der Schulbesuch wird hierdurch oft gänzlich vereitelt, Ordnung und Regelmäßigkeit sind unmöglich durchzuführen, das Kind ist unbedingt Herr der Situation, wie denn überhaupt ein hysterisches

Kind nicht selten das ganze Haus, Eltern, Geschwister, Lehrer, Gouvernanten, Hausgehilfinnen in unerhörter Weise tyrannisiert und brutalisiert.

Die hysterischen Anfälle sind aber keineswegs kennzeichnend für die Kinderhysterie. Es gibt eine große Zahl von Kinderhysterien, die ganz ohne Krämpfe verlaufen; bisweilen treten Äquivalente auf in Form von sinnlosem Schreien, Zorn- und Schimpf- oder Angstparoxysmen. Ich hatte ein kleines Mädchen kennen gelernt, das zur Nachtzeit stundenlang grundlos schrie und nicht zu beruhigen war, so daß die unglücklichen Eltern in kurzer Zeit wegen der Beschwerden aller Nachbarn wiederholt die Wohnung wechseln mußten. Nebenbei bemerkt, ist dieses Kind mittlerweile vollkommen geheilt und besucht seit Jahren die öffentliche Schule, ohne jemals wieder zu Beschwerden Anlaß gegeben zu haben.

Die Angstzustände hysterischer Kinder ereignen sich auch oft zur Nachtzeit. Man spricht dann von Pavor nocturnus. Allerdings sind nicht alle Zustände nächtlichen Erschreckens der Hysterie zuzuzählen. Es gibt nervöse Kinder, die vereinzelt an Zufällen solcher Art leiden, und auch ganz normale Kinder, die infolge körperlicher Störungen oder aus Ursachen äußerer Natur von nächtlichen Furcht- und Angstzuständen heimgesucht werden, die ohne schlimme Folgen ablaufen und die Angehörigen oft schwerer nervös erschüttern als die betreffenden Kinder selbst. Diese Zustände bestehen darin, daß das Kind aus tiefstem Schlaf erwacht, seine Umgebung nicht erkennt, aufsteht, ganz unorientiert im Zimmer herumläuft oder hinausdrängt und erst nach kürzerer oder längerer Dauer zu sich kommt, ohne daß bleibende Störungen eintreten.

Für die Diagnose Hysterie ist vor allem der höchst kennzeichnende Charakterbefund maßgebend. Alles an den Kindern ist unecht und unwahr. Sie heucheln Gefühle, die sie nicht haben, können Rührkomödien aufführen, die die Umgebung zu Tränenströmen hinreißen, und bleiben innerlich kalt, die Wirkung beobachtend und abmessend. Das komödiantenhafte Wesen der Hysterischen fällt oft weniger den Eltern, als den unbefangenen Beobachtern auf. Die hysterischen Kinder sprechen gerne von sich, weisen auf ihre schönen Seiten hin und wollen von der Umgebung beachtet und gelobt werden. Daher ihre Zudringlichkeit, das Streben, sich in der Umgebung Erwachsener zu bewegen. Alles an ihnen ist unkindlich, sie nehmen rasch die Gewohnheiten ihrer Umgebung an, bedienen sich hochtrabender

Worte und tönender Redensarten, wie ihnen überhaupt die Gabe der Rede in hohem Maße verliehen ist.

Die hysterischen Kinder sind Blender, und sie blenden zunächst ihre eigenen Eltern. Die Frühreife der Kinder wird für ein Zeichen besonderer Intelligenz genommen, Unfolgsamkeit und schlechte Gewohnheiten für Symptome eigenartiger Entwicklung. Dabei kommt in Betracht, daß die Hysterie sicherlich ein erbliches Übel ist, das auf dem Wege der psychischen Infektion übertragen wird. Der Nervenarzt Professor *Bruns* sagt: Hysterische Kinder haben hysterische Mütter. Dies trifft in sehr vielen Fällen zu; aber bisweilen begegnet man auch hysterischen Eltern, und manchmal ist die ganze Familie derart verseucht mit Hysterie, daß man sich fragt, wie ein Zusammenleben unter solchen Verhältnissen überhaupt möglich ist.

Daß Hysterie ansteckend ist, wissen wir auch durch die Beobachtung hysterischer Schulepidemien. Am bekanntesten ist die hysterische Zitterepidemie in Meißen (1906) geworden. Sie trat in einer Schule auf, griff aber bald auf alle Schulen des Schuldistriktes über. Außer den Zitter-, sind uns noch Hust-, Räusper- und Spuckepidemien auf hysterischer Basis bekannt. Das klassische Beispiel für eine hysterische Massenerkrankung bietet aber der Kinderkreuzzug (1212), der offenbar von einem hysterischen Jugendlichen ausging und Tausende von Kindern in Tod und Verderben stürzte.

Die psychopathischen Konstitutionen bedürfen der Behandlung, und es zeigt sich immer deutlicher, daß diese im wesentlichen nur eine pädagogische sein kann. Zwei Momente müssen hier zusammenwirken: Milieuänderung und Beschäftigungstherapie. Die erstere bedingt vollständige Loslösung aus den bisherigen Verhältnissen und radikale Änderung der Lebenslage. Die letztere erfordert ein System von zweckdienlichen Handlungen, die den Gedanken der Psychopathen eine andere, erwünschte Richtung geben, den oft nur irregeleiteten Tätigkeitstrieb in produktiver Weise auswerten, angenehme, ethisch fördernde Gefühle erwecken und die Kinder mit Arbeitsfreude erfüllen. Alle diese Ziele lassen sich nur in entsprechend organisierten Anstalten durchführen. Psychopathenfürsorge ist nur als Anstaltsfürsorge denkbar. Auf dem Gebiete der Psychopathenfürsorge sind bereits glänzende Erfolge erzielt worden, die den vereinigten Bemühungen von Ärzten und Pädagogen zu danken sind. Hunderte Jugendliche sind der Kriminalität und dem geistigen Siechtum entrissen worden, und es ist mit Sicherheit zu erwarten, daß sich die Erfolge noch steigern werden, wenn die wissenschaftliche Forschung manche Schleier, die über die Psychopathien im Kindes- und Jugendalter gebreitet sind, gehoben haben wird. Der Staat, der an der Psychopathenfürsorge achtlos vorbeigeht, macht sich schwerster Versäumnisse schuldig. Er trägt die Schuld, wenn die haltlosen, entgleisten Psychopathen kriminell werden und die öffentliche Ordnung in folgenschwerer Weise gefährden. Den bisherigen Erfahrungen entsprechend kann man nur einen kleinen Teil der Psychopathen für unverbesserlich erklären, während bei der überwiegenden Mehrzahl durch entsprechende Fürsorgemaßnahmen eine vollständige Umstellung der seelischen Beziehungen erreicht wird. Die Unverbesserlichen müssen verwahrt werden, damit sie ihre antisozialen Triebe nicht betätigen können. Für die anderen Psychopathen ist jeweils ein ihren Fähigkeiten und Neigungen entsprechendes Berufsgebiet sicherzustellen, wozu allerdings erforderlich ist, daß die Berufswahl nicht dem Zufall überlassen bleibt, sondern nach besonderen, wissenschaftlich begründeten Prinzipien erfolge. In diesem Sinne stellt die Berufsberatung einen wichtigen Teil der Psychopathenfürsorge dar.

Wandertrieb · Selbstmord · Heilpädagogik als Fürsorgeerziehung.

Fünfter Vortrag.

Wir können die Betrachtung der psychopathischen Konstitutionen nicht schließen, ohne eines Zustandes zu gedenken, auf dessen Bedeutung *Freud* und seine Schule mit vollem Nachdruck hingewiesen haben. Ich meine die sexuellen Konstitutionen, welche dadurch gekennzeichnet sind, daß schon von früher Kindheit an sexuelle Beziehungen eine unnatürliche Bedeutung gewinnen und schließlich die Vorherrschaft im Seelenleben erlangen. Auch beim normalen Kind tauchen Spuren sexueller Erregungen schon in der Säuglingszeit auf, gehen aber dann verloren oder bleiben verborgen bis zur Pubertätszeit, in der sexuelle Beziehungen gleichsam die Führung übernehmen und das gesamte Seelenleben umgestalten. Nach den Stürmen der Pubertätszeit tritt aber bei normalen Kindern ein Zustand ein, in welchem die Sexualität ihre dominierende Stellung verliert, indem die betreffenden Triebe beherrscht und zum großen Teil höheren Zielen entgegengeführt, sublimiert werden. Bei den sexuellen Konstitutionen macht sich der Sexualtrieb von Anfang an als der eigentlich bewegende Faktor im Seelenleben geltend, die aus ihm entstehenden Gefühle und Willensrichtungen üben auf alle seelischen Beziehungen eine mächtige Wirkung aus, sie verdichten sich zu sexuellen Komplexen, die jeder höheren geistigen Tätigkeit, jedem Versuch, sich über die Sinnlichkeit zu erheben, als arges Hindernis entgegenstehen. Diese Unterjochung des Individuums durch sexuellen Beziehungs- und Vorstellungszwang empfinden besser geartete Jugendliche als Beeinträchtigung, während sittlich Minderwertige sich allen jenen Vorstellungen und Phantasien gerne hingeben, die ihre krankhafte Veranlagung zutage fördert. Diese offenkundig krankhafte Veranlagung wird nun von vielen Forschern als normales Verhalten erklärt, die sexuelle Konstitution gleichsam ihres pathologischen Charakters entkleidet und nach dem Vorbild eines krankhaften Zustandes ein Schema von der Entwicklung des normalen Kindes entworfen. Wenn auch zugegeben werden muß, daß die sexuellen Konstitutionen unter Kindern sich in erschreckender Weise vermehren und heute vielleicht einen nicht unbeträchtlichen Perzentsatz der letzteren ausmachen, so muß doch vom pädagogischen Standpunkt entschieden Einsprache dagegen erhoben werden, alle Kinder als beherrscht von sexuellen Empfindungen, Vorstellungen, Gefühlen und Willensrichtungen hinzustellen und ihre oft ganz unverfänglichen Handlungen, Wünsche und Lebensgewohnheiten in sexuellem Sinne auszudeuten. Noch bedenklicher erscheint es aber, Kinder, die irgendwelche nervöse Eigentümlichkeiten, oft ganz indifferenter Natur, aufweisen, so zu behandeln, als ob diese sexuellen Motiven entsprängen und nur geheilt werden können, wenn man das Kind selbst zur Erkenntnis dieses vermeintlichen Ursprunges bringt. Dieses Verfahren, das den Kernpunkt der psychoanalytischen Behandlung bildet, führt bei Kindern manche ernste Schädigungen herbei, bedeutet eine gewaltige Erschütterung des Seelenlebens und führt die geistige Entwicklung nicht selten auf einen falschen, unerwünschten Weg. Wenn aber — etwa bei einem Kind, dessen Neurose deutlich und unzweifelhaft sexuellen Ursprunges ist — psychoanalytische Behandlung zulässig erscheint, dann ist nur der Arzt berufen, diese zu üben, da es sich hier um Eingriffe so tiefer Art in das Seelenleben der Kinder handelt, wie sie dem Laien nimmermehr zustehen.

Die Zunahme der sexuellen Konstitutionen hängt zweifellos damit zusammen, daß gegenwärtig auch unter Erwachsenen eine Änderung der Anschauungen über sexuelle Beziehungen Platz gegriffen hat und das Kind vielfach Zeuge von Gesprächen und Handlungen ist, die ihm besser verborgen blieben. Eine etwa latente sexuelle Veranlagung, die unter normalen Verhältnissen bis zur Pubertät schlummern und keinerlei Schaden anrichten würde, wird entfacht durch die Neigung vieler Erwachsener, sich entblößt vor Kindern zu zeigen. Es bedeutet gewiß keine Erhöhung der Autorität, wenn sich sexuelle Empfindungen und Vorstellungen der Kinder zunächst auf die eigenen Eltern beziehen und in ihnen Wünsche sexueller Art erwecken, welche die eigenen Eltern zum Ziele haben (Oedipuskomplex, *Freud*). Allerdings führen die gegenwärtig so mißlichen Wohnungsverhältnisse in gewissem Sinne Zwangslagen herbei, denen Eltern auch bei weitgehendem pädagogischen Takt nicht ausweichen können. Wie sollen nahe körperliche Berührungen zwischen Eltern und Kindern und zwischen diesen selbst vermieden werden, wenn nur ein Wohnraum zur Verfügung steht? Das Wohnungselend hat die Hauptschuld an dem frühzeitigen Erwachen sexueller Beziehungen bei Kindern, an ihrer vorzeitigen sexuellen Bedürftigkeit und an allem sittlichen Elend, das sich daraus ergibt.

Von den Erscheinungen, die mit den psychopathischen Konstitutionen zusammenhängen, verdienen der Wandertrieb und der Selbstmord besondere Beachtung. Über ersteren hat der Berliner Psychiater *Stier* eine bemerkenswerte Abhandlung veröffentlicht. Das triebhafte Davonlaufen kommt bei nahezu allen Kategorien abnormer Kinder, auch bei schwachsinnigen, sehr häufig vor, hat aber bei den verschiedenen psychopathischen Konstitutionen ungleiche Ursachen und Bedeutung. Es handelt sich hier um die Entartung eines zunächst normalen Triebes, den *Charlotte Bühler* den anderen Trieben der Kinder gleichstellt. Er wird oft zur Pubertätszeit besonders lebhaft und entspringt dann dem Drang ins Weite, dem Wunsche nach Erfüllung einer unbekannten Sehnsucht, dem erwachenden Kraftbewußtsein, dem Bedürfnis, sich zu regen. Die Wandervogelbewegung hat somit durchaus gesunde Grundlagen. Das Wandern als krankhaftes Symptom geht in vielen Fällen aus dem Drang hervor, sich Verhältnissen zu entziehen, die dem Psychopathen unangenehm sind, weil er sich weder ein- noch unterordnen will, der Arbeit widerstrebt und keine Autorität über sich selbst duldet. Dieselben Motive liegen der Vagabondage Erwachsener zugrunde, in die das Davonlaufen der Jugendlichen schließlich oft einmündet. Bisweilen bedeutet aber das Entweichen nichts anderes als das Abreagieren eines tiefwühlenden Unlustgefühles, gleichsam eine Flucht vor sich selbst. Dieses Davonlaufen auf psychasthenischer Grundlage ist recht ernst zu beurteilen und manchmal der Vorakt zu völligem Zusammenbruch, auch zum Selbstmord.

Bei den Hysterischen kann das Entweichen verschiedene Ursachen haben. Es kann gleichfalls durch Unlustgefühle bedingt sein, dann aber auch dem Wunsch entspringen, die Angehörigen oder Aufsichtspersonen in Schreck zu versetzen, um sie nachher gefügiger zu machen, endlich aber auch auf Grund von Dämmerzuständen erfolgen, in denen das Bewußtsein getrübt ist und nur ein blinder Drang nach Veränderung obwaltet. Auch bei Epileptikern kommen Entweichungen in Dämmerzuständen vor, doch ist hier das Bewußtsein nicht bloß einigermaßen herabgesetzt, sondern nahezu gänzlich aufgehoben. Bisweilen beendet ein epileptischer Anfall das sinn- und zwecklose Herumstreifen eines derart kranken Kindes. Daß Entweichungen manchmal serienweise vorkommen, ist hinlänglich bekannt und bereitet nicht selten der Anstaltserziehung schlimme Verlegenheiten. Auch gelingt es oft psychopathischen Jugendlichen mit stark phantastischem Einschlag, die überdies Führernaturen sind, andere Kinder mitzureißen, und es ereignen sich dann die romanhaften Reisen von mehreren Genossen, die in fernen Gegenden ihr Schulelend vergessen, Entdeckungen machen, Abenteuer bestehen wollen, gewöhnlich aber von höchst prosaischen Gendarmen ihren romantischen Träumereien entrissen werden.

Das traurigste Kapitel der psychopathischen Konstitutionen betrifft zweifellos den Selbstmord von Kindern und Jugendlichen. Wir haben erst kürzlich in Wien ein derartig tragisches Geschehen miterlebt und finden es durchaus begreiflich, daß allenthalben tiefes Mitleid mit dem jungen Mann bekundet wurde, der vorschnell seinem Leben ein Ende bereitet hatte, wobei immerhin die Befürchtung zur Geltung kam, es sei die Schule gewesen, die diesen katastrophalen Ausgang verschuldet habe, womit wieder ein gewisses Mißtrauen auflebte, das ein großer Teil des Publikums den höheren Schulen schon seit Jahrzehnten entgegengebracht hatte.

Wissenschaftliche Forschungen haben ergeben, daß Selbstmorde von Kindern nahezu ausnahmslos auf Grund hochgesteigerter Affekte verübt werden, unter denen Furcht und Angst obenan stehen. Affekte von solcher Intensität entstehen niemals innerhalb der Breite des Normalen. Das Leben des Kindes ist unter gewöhnlichen Verhältnissen auf Lustertrag gerichtet. Ein gesundes Kind kehrt, wie ich bereits gesagt habe, nach Aufregungen und Strafen ziemlich rasch wieder in die normale Stimmungslage zurück. Selbst schlechte soziale Verhältnisse können diese Ausgleichsfähigkeit nicht beeinträchtigen. Im Gegensatz dazu finden wir bei psychopathischen Kindern und Jugendlichen auch unter den günstigsten sozialen Verhältnissen ein Überwiegen der Unlust nicht bloß in dem Sinne, daß unlustbetonte Vorstellungen sich vordrängen, überwertig werden, sondern auch — wie bei der Psychasthenie — in dem Sinne, daß von Anfang an eine ungünstige Stimmungslage vorhanden ist, die durch jedes, auch an und für sich geringfügige Ereignis eine Verstärkung erfährt. Selbst Vorkommnisse, die andere Kinder gleichgültig lassen, ja sogar heiter stimmen würden, bedingen bei derartigen Psychopathen ein Anwachsen der Unlust. Das Ende dieser lawinenhaft sich verstärkenden Unlust ist das Unerträglichkeitsgefühl, das so fürchterlich ist und solche seelische Qualen mit sich bringt, daß es zum Selbstmord führt, wenn sich nicht ein anderer Ausweg eröffnet.

Wir dürfen den Mitteilungen, die sich etwa in zurückgelassenen Briefen jugendlicher Selbstmörder finden oder die uns die Angehörigen derselben machen, nicht unbedingt Glauben schenken. Es sind oft nur Scheinmotive, die den entsetzlichen Entschluß rechtfertigen sollen, Gefühle erlittenen Unrechtes, erlittener Zurücksetzung oder sonstige Beeinträchtigungsideen, die sich in letzter Stunde als Erinnerungen geltend machen, mit der Tat aber sicherlich nicht unmittelbar zusammenhängen. Die wahre Ursache liegt zumeist in dem Unerträglichkeitsgefühl, das nur auf krankhafter Basis entsteht.

Die Anforderungen der Schule, auch wenn sie vielleicht die Leistungsfähigkeit der betreffenden Schüler überschreiten, können ebenso wie etwa strenge Behandlung im Elternhaus oder ähnliche Vorkommnisse nur als auslösende Ursachen in Betracht kommen. Gleichermaßen hätte im späteren Leben ein Mißerfolg, ein geschäftliches Mißglücken zum Selbstmord geführt. Mit der Idee einer Selbstvernichtung haben solche Psychopathen längst gespielt, die Erwägung, ihrem Leben ein gewaltsames Ende zu bereiten, ist ihnen nicht mehr fremd. Selbstmorddrohungen Jugendlicher sollte man niemals leicht nehmen, sich nie darüber lustig machen. Wenn sie auch zunächst nicht ernst gemeint sind, so enthüllen sie häufig derartige Not- und Tiefstände im kindlichen Seelenleben, daß kein denkender Pädagoge an solchen achtlos vorübergehen sollte.

Würde man die betreffenden Jugendlichen rechtzeitig als Psychopathen erkennen und demgemäß behandeln, so würde mancher Selbstmord Jugendlicher vermieden werden können.

Man muß darüber erstaunt sein, wie viel Unangenehmes die Angehörigen solcher Psychopathen oft ertragen, wie sehr sie immer wieder bemüht sind, krankhafte Erscheinungen zu beschönigen und zu bemänteln, nur um dem Bekenntnis zu entgehen, ein nicht normales Kind zu haben. Solange ein solches Bekenntnis als der Familienehre zuwiderlaufend beurteilt wird und im allgemeinen nur jene Kinder und Jugendlichen als einer besonderen pädagogischen Behandlung bedürftig erachtet werden, die intellektuell von der Norm abweichen, wird in Fällen, wie sie oben dargestellt wurden, nur schwer Rat zu schaffen sein.

Es gibt aber auch eine nicht geringe Zahl von Pädagogen, die über keinerlei Kenntnisse hinsichtlich der Psychopathologie des Kindes- und Jugendalters verfügen und demgemäß nicht in der Lage sind, zu entscheiden, ob die schlechte Aufführung eines Schülers diesem schuldhaft angerechnet werden kann oder krankhaften Ursachen entspringt. So sehen wir, daß eine psychopathische Konstitution, im Elternhaus und in der Schule verkannt, oft eine geradezu qualvolle Existenz führt, immer und überall nur als schlecht, böswillig, ungehorsam, leichtfertig beurteilt wird und in eine feindselige Einstellung dem Elternhaus und der Schule gegenüber geradezu hineingedrängt wird. Es ist vielleicht ein unbilliges Verlangen, von Lehrern an höheren Schulen, die über ein großes Fachwissen verfügen müssen und die sich in methodischer Hinsicht fortwährend vervollkommnen sollen, zu fordern, daß sie außerdem noch das schwierige Studium der Psychopathologie des Kindes- und Jugendalters betreiben. Aber es müßten doch mindestens Vorkenntnisse in der Richtung vorhanden sein, ob ein Jugendlicher als normal oder als abnormal zu betrachten ist. Solche Vorkenntnisse könnten etwa durch Abhaltung von Kursen durch entsprechend vorgebildete Psychiater oder Psychologen angebahnt werden.

Es ist unmittelbar klar, daß Lehrer eines Beraters bedürfen, um bei der Behandlung schwieriger Schüler den richtigen Weg zu finden. Man hat vielfach den Lehrer an die Schulärzte verwiesen und verlangt, daß die letzteren über derartige psychiatrische und neurologische Kenntnisse zu verfügen hätten, um im gegebenen Fall die Beurteilung einer psychopathischen Konstitution durchführen zu können. Die Aufgaben eines Schularztes bewegen sich aber im wesentlichen in anderer Richtung, ihm obliegt vor allem die Sorge um die körperliche Gesundheit der Schüler. Man hat auch an die Anstellung eines besonderen Schulpsychiaters gedacht. Aber dieser wird wohl ein Urteil darüber abgeben können, ob und in welcher Art der Geisteszustand des Schülers von der Norm abweicht, dem Lehrer aber kaum Ratschläge darüber erteilen können, wie der Schüler pädagogisch zu behandeln ist. Hier zeigt nun ein Vorschlag des führenden deutschen Kinderpsychologen *William Stern* in Hamburg den Ausweg. *Stern* befürwortet die Anstellung von Schulpsychologen, die sich auf verschiedenen Gebieten des Schulwesens zu betätigen hätten. Verfügt nun der Schulpsychologe über hinreichende Kenntnisse auch in der Psychopathologie, was eine längere Tätigkeit auf dem Gebiete der Heilpädagogik voraussetzt, so wäre er wohl der berufenste, um den Lehrern beratend und helfend zur Seite zu stehen, wenn sich eine besonders schwierige, mit den Mitteln der normalen Pädagogik nicht zu lösende Aufgabe darbietet. Unter den heutigen Verhältnissen muß man den Psychopathen in den Schulen, namentlich in den höheren Schulen, Rechnung tragen. Der bequeme Ausweg, etwa alle derartigen Existenzen Heilanstalten zu überweisen, ist gegenwärtig nicht gangbar, da die Zahl der Psychopathen eine viel zu große ist, und sich, wie bereits erwähnt, unter letzteren entschieden begabte Schüler befinden, die bei aller Verschrobenheit ihrer Charaktere doch imstande wären, in Zukunft der Allgemeinheit zu dienen. Die Ausschulung und die Überweisung an Heilanstalten wird nur dann zulässig sein, wenn es sich um offenkundig krankhafte Zustände handelt, insbesondere, wenn von letzteren ein deutlich schlechter Einfluß auf die Mitschüler ausgeht. Aber auch in solchen Fällen läßt sich die Ausschulung bisweilen nicht ohneweiters durchführen, wie Erfahrungen der letzten Zeit gelehrt haben.

Die Erziehung kann mehr als gegebene psychische Dispositionen erhalten, formen und bilden, sie kann unter Umständen auch den Ausgleich gestörter psychischer Funktionen bewirken. Dazu ist die psychologisch und psychiatrisch orientierte Pädagogik, die Heilpädagogik, berufen. Sie hat in den letzten Jahren gewaltige Fortschritte zu verzeichnen. Jahrzehntelang war sie lediglich auf die Erziehung und den Unterricht Schwachsinniger eingestellt. Auch hier hatte sie segensreich gewirkt, insbesondere durch die Begründung eigener Schulen für geistig zurückgebliebene Kinder, der Hilfsschulen, und durch Ausbildung einer diesen angemessenen Methodik des Unterrichtes. Als *Ziehen* die leichten und leichtesten Fälle des Schwachsinns, die Debilität, gleichfalls den Heilpädagogen zur Behandlung zuwies, haben sich die Erfolge ihrer Tätigkeit namentlich darin gezeigt, daß die Debilen nicht mehr wie früher der Antisozialität verfielen, sondern der großen Mehrzahl nach sozial brauchbar gemacht wurden. Die Heilpädagogik hat sich aber erst in vollem Maße bewähren können, als die Psychopathenfürsorge ihre wichtigste Aufgabe geworden war. Es hat sich herausgestellt, daß die Heilpädagogik imstande ist, die Psychopathen auf erziehlichem Wege zu heilen, sie der Arbeit zuzuführen und sie zu einer Erwerbsbeschäftigung zu befähigen. Dies erschien als eine geradezu rettende Tat, da die Not der Zeit die Entstehung psychopathischer Konstitutionen außerordentlich begünstigt, anderseits aber die Unproduktivität und Schädlichkeit der Psychopathen nicht ertragen kann. Immer mehr gelangte die Heilpädagogik, die sich in früheren Jahren nur schwer hatte durchsetzen können, zu Anerkennung und Ansehen. Die Fürsorgeerziehung, die sich in Deutschland nicht bewährt hatte, wurde nach und nach der Heilpädagogik übertragen und ist seither in ein neues Stadium getreten, dem der Erfolg in jeder Hinsicht beschieden ist. Überall, wo Jugendfürsorge geübt wird, sind nun Heilpädagogen am Werke. Allen beteiligten Stellen hat diese Neueinführung zum Segen gereicht. Daß auch heilpädagogische Prinzipien in der Behandlung der Nerven- und Geisteskrankheiten zur Geltung gelangen, ist veranlaßt worden durch sehr günstige Erfahrungen an Kopf- und Nervenverletzten während des Krieges, die wichtige Funktionen eingebüßt hatten und denen Heilpädagogen, die den behandelnden Ärzten zur Seite standen, diese Funktionen wieder soweit als möglich anerzogen. Manche Nervenärzte haben ihre heilpädagogischen Assistenten behalten und verwenden sie bei der Übungsbehandlung der Neurosen.

Mit dem Umfang, den die Heilpädagogik nach und nach erlangt hatte, machte sich die Neigung bemerkbar, einzelne Gebiete abzuspalten und einer gesonderten Behandlung zuzuweisen. Dieses Vorgehen hat in praktischer Hinsicht wohl Berechtigung, würde aber unfehlbar dazu führen, daß das einigende Band im Laufe der Zeit verloren ginge und fruchtbare Prinzipien, aus denen neue Fürsorgebestrebungen hervorgehen können, nicht zur Auswirkung gelangen. Dem Zweck, die Heilpädagogik als Wissenschaft zu fördern, als Ganzes zur Geltung zu bringen, alle Heilpädagogen zu einheitlicher Arbeit zu vereinigen und in ihnen das Gefühl der Zusammengehörigkeit zu bestärken, dienen die Kongresse für Heilpädagogik, deren zweiter im Jahre 1924 zu München mit glänzendem Gelingen stattfand.

Die Heilpädagogik ist jedoch trotz aller äußeren Erfolge in eine schlimme Notlage geraten. Eine große Zahl wichtiger Probleme, die auch zu bedeutungsvollen praktischen Konsequenzen führen würden, harrt der Bearbeitung; es gibt aber keine Zentralstelle, die über den erforderlichen Apparat verfügt, das notwendige Material bereitzustellen imstande ist und die etwa durchzuführenden Versuche ermöglichen könnte. Die deutsche Gesellschaft für Heilpädagogik, die im Anschluß an den I. Kongreß für Heilpädagogik, München, 1922, begründet wurde, hatte es übernommen, für die Errichtung eines Forschungsinstitutes für Heilpädagogik Sorge zu tragen. Leider hat die Ungunst der Verhältnisse diese Absicht zunichte gemacht. Gegenwärtig ist der Wunsch der Heilpädagogen dahin gerichtet, daß ihre Wissenschaft an Universitäten gelehrt werde und hier auch Arbeitsstätten für wissenschaftliche Heilpädagogik erstehen mögen. Die Frage der heilpädagogischen Forschungsarbeit wird irgendwie gelöst werden müssen, wenn anders die Heilpädagogik nicht zu Stillstand und Rückschritt verurteilt sein soll. Die Erkenntnis von dem hohen Wert der Heilpädagogik ist jedoch eine so tief befestigte, daß man es darauf nicht wird ankommen lassen. Wer ein heilpädagogisches Problem der Lösung zuführt, hat auch eine soziale Tat vollbracht, indem er daran mitgewirkt hat, daß ein erziehlicher Notstand behoben werde. Das Studium der Psychologie und Psychopathologie des Kindesalters wird die stärkste Wurzel bleiben, aus der alle heilpädagogischen Erkenntnisse hervorwachsen. Nur derjenige, der die Fähigkeit erlangt hat, sich gleichsam in die Seele eines Kindes einzufühlen, zu erkennen, wie und in welcher Weise sie von der Norm abweicht, wird auch imstande sein, jene Mittel richtig anzuwenden, die ihm die wissenschaftliche Heilpädagogik an die Hand gibt.

Ich schließe mit einem Ausspruch des bekannten Nervenarztes *Krafft-Ebing*, der in den Jahren 1889—1902 in Wien gewirkt und der bereits die Notwendigkeit einer auf wissenschaftlichen Grundsätzen beruhenden Fürsorge für jugendliche Psychopathen erkannt hatte: „Wenn die Pädagogik ein tieferes Studium aus dem Menschen auch in seinen pathologischen Verhältnissen machte, so würden manche Fehler und Härten der Erziehung wegfallen, manche unpassende Wahl des Lebenberufes unterbleiben und damit manche psychische Existenz gerettet werden.“

Verzeichnis

von

Werken zur allgemeinen Orientierung auf den Gebieten der Psychologie und Psychopathologie des Kindes.

A. Psychologie.

Ament: Die Seele des Kindes. 12. Aufl. Sammlung Kosmos. Stuttgart: Franckhsche Verlagshandlung.

Bühler Charlotte: Das Seelenleben der Jugendlichen. 2. Aufl. Jena: Fischer.

Bühler Karl: Die geistige Entwicklung des Kindes. 3. Aufl. Jena: Fischer.

Gaupp: Psychologie des Kindes. Sammlung „Aus Natur und Geisteswelt". 2. Aufl. Leipzig: Teubner.

Groos: Das Seelenleben des Kindes. 6. Aufl. Berlin: Reuther & Reichard.

Preyer: Die Seele des Kindes. 9. Aufl. Besorgt von Schaefer. Leipzig: Grieben.

Stern W.: Psychologie der frühen Kindheit. 2. Aufl. Leipzig: Barth.

Sully-Stimpfl: Untersuchungen über die Kindheit. 3. Aufl. Leipzig: Wunderlich.

B. Psychopathologie.

Gregor A.: Leitfaden der Fürsorgeerziehung. Berlin: Karger.

Heller Th.: Grundriß der Heilpädagogik. 3. Aufl. Leipzig: Engelmann. — Derselbe: Pädagogische Therapie. Berlin: Springer.

Pappenheim u. *Groß:* Die Neurosen und Psychosen des Pubertätsalters. Berlin: Springer.

Scholz-Gregor: Anormale Kinder. 3. Aufl. Berlin: Karger.

Séguin: Die Idiotie und ihre Behandlung. Deutsche Ausgabe von Krenberger. Wien: Gräser.

Stelzner: Die psychopathischen Konstitutionen. Berlin: Karger.

Strohmayer: Vorlesungen über die Psychopathologie des Kindesalters. 2. Aufl. Tübingen: Laupp.

Ziehen Th.: Die Geisteskrankheiten des Kindesalters. 2. Aufl. Berlin: Reuther & Reichard. — Derselbe: Die Erkennung der psychopathischen Konstitutionen. Berlin: Karger.

Pädagogische Therapie
für praktische Ärzte

von

Dr. Theodor Heller
Direktor der Erziehungsanstalt Wien-Grinzing

Mit 3 Textabbildungen

(Aus „Enzyklopädie der klinischen Medizin". Allgemeiner Teil. [230 S.] 1914)

8·40 Goldmark

Aus dem Vorwort.

Das vorliegende Werk ist aus der heilpädagogischen Praxis hervorgegangen und soll die Aufgabe erfüllen, denjenigen, die sich auf heilpädagogischem Gebiete praktisch betätigen, ein Führer und Wegweiser zu sein. Der Verfasser hat hier im wesentlichen niedergelegt, was sich in eigener, langjähriger Berufsarbeit bewährt hat.

Soweit dies in Rücksicht auf die besonderen Zwecke des Buches zulässig erschien, sind die empfohlenen Methoden psychologisch begründet und in diesem Sinne den meisten Kapiteln psychologisch-pädagogische Betrachtungen vorausgeschickt.

Inhaltsverzeichnis.

Zwanglose Abhandlungen aus den Grenzgebieten der Pädagogik und Medizin. Herausgegeben von **Th. Heller** in Wien und **G. Leubuscher** in Meiningen.

Heft 1: **Die Neurosen und Psychosen des Pubertätsalters.** Von Dr. **Martin Pappenheim** und Dr. **Carl Grosz**, Landesgerichtspsychiater in Wien. (138 S.) 1914. 5·25 Goldmark

Heft 2: **Suggestion und Erziehung.** Von Dr. **Leo Hirschlaff** in Berlin. (255 S.) 1914. 9·60 Goldmark

Heft 3: **Über kindliche Selbstmörder.** Von Professor Dr. **E. Redlich** und Dr. **E. Lazar** in Wien. (93 S.) 1914. 3·60 Goldmark

Heft 4: **Die wichtigsten chronischen Krankheiten des Schulkindes** und die Mittel zu ihrer Bekämpfung mit besonderer Berücksichtigung der Tuberkulose. Von Dr. **Gustav Poelchau,** Schularzt in Charlottenburg. (132 S.) 1914. 5·25 Goldmark

Heft 5: **Gesundheit und Nachwuchs.** Von **Leo Burgerstein** in Wien. (39 S.) 1914. 1·50 Goldmark

Heft 6: **Lüftung und Heizung im Schulgebäude.** Von Dr. **M. Rothfeld,** Stadtschularzt in Chemnitz. Mit 38 Textabbildungen. (130 S.) 1916. 4·80 Goldmark.

Heft 7: **Die Leseschwäche (Legasthenie) und Rechenschwäche (Arithmasthenie) der Schulkinder im Lichte des Experimentes.** Von Dr. **Paul Ranschburg,** Privatdozent an der Medizinischen Fakultät, Chef des Ungarischen Heilpädagogischen und Psychologischen Laboratoriums zu Budapest. Mit 26 Tabellen im Text. (76 S.) 1916. 2·80 Goldmark

---

Die Ursachen der jugendlichen Verwahrlosung und Kriminalität. Studien zur Frage: Milieu oder Anlage? Von Dr. **Hans W. Gruhle** in Heidelberg. (Aus „Abhandlungen aus dem Gesamtgebiete der Kriminalpsychologie", Heft 1.) Mit 23 Figuren im Text und 1 farbigen Tafel. (468 S.) 1912. 29 Goldmark

---

Die kindliche Sexualität und ihre Bedeutung für Erziehung und ärztliche Praxis. Von Dr. **Josef K. Friedjung,** Privatdozent der Kinderheilkunde an der Universität Wien. (Sonderabdruck aus „Ergebnisse der inneren Medizin und Kinderheilkunde", Bd. 24.) (39 S.) 1923. 2 Goldmark

---

Bericht über die zweite Tagung über Psychopathenfürsorge in Köln am Rhein am 17. und 18. Mai 1921. Herausgegeben vom **Deutschen Verein zur Fürsorge für jugendliche Psychopathen** in Berlin. (102 S.) 1921. 2·80 Goldmark

---

Bericht über die dritte Tagung über Psychopathenfürsorge in Heidelberg vom 17—19. September 1924. Herausgegeben vom **Deutschen Verein zur Fürsorge für jugendliche Psychopathen** in Berlin. (56 S.) 1925. 3·60 Goldmark

---

Zeitschrift für Kinderforschung. Begründet von **J. Trüper.** Organ der Gesellschaft für Heilpädagogik E. V. und des Deutschen Vereins zur Fürsorge für jugendliche Psychopathen E. V. Unter Mitwirkung von Fachgelehrten herausgegeben von **F. Kramer**-Berlin, **Ruth v. d. Leyen**-Berlin, **R. Hirschfeld**-Berlin, **M. Isserlin**-München, **Gräfin Kuenburg**-München, **R. Egenberger**-München. Erscheint in zwanglosen, einzeln berechneten Heften, deren vier einen Band bilden. Jährlich erschienen etwa zwei Bände.

Psychologie des Säuglings

Vom Trauma der Geburt und Trauma der Entwöhnung

Von

Dr. Siegfried Bernfeld
Wien

Etwa 220 Seiten. Erscheint im Frühsommer 1925

Inhaltsverzeichnis:

A. Das Neugeborene. Die Geburt und psychophysische Retardierungen. — Der Schlaf. — Das Schreien. — Das Saugen. — Über das Bewußtsein des Neugeborenen. — Sinnespsychologie. — Abfuhrbewegungen. — Handlungen. — Die Struktur der Neugeborenen.

B. Erste Fortschritte. Das Schauen. — Die orale Zone. — Das Hören. — Die Triebgruppen. — Abfuhrphänomene. — Struktur des Vierteljahrkindes.

C. Der Bemächtigungstrieb. Die Entwicklung der Hand. — Sitzen, Kriechen, Klettern. — Stehen, Gehen. — Die Bemächtigungsformen. — Die Triebkomponenten der Bemächtigung. — Die Libidoentwicklung des Greiflings.

D. Traumen und Versagungen. Allgemeines. — Die Geburt als Trauma. — Die Entwöhnungsperiode. — 1. Die Dentition. 2. Beißen und Kauen. 3. Die Abstillung.

E. Der Säugling und seine Welt. Körper und Außenwelt. — Die affektiven Stellungnahmen. — Wahrnehmung und Trieb.

Medizinische Grundlagen der Heilpädagogik

Für Richter, Erzieher und Fürsorgerinnen

Von

Regierungsrat Dr. Erwin Lazar
Privatdozent an der Universität Wien

Etwa 110 Seiten. Erscheint im Frühsommer 1925

Inhaltsverzeichnis:

Vorwort. — Über innere und äußere Ursachen. — Die Einflüsse der Familie: Die Mutter. Der Vater. Die Kinder. — Die Einflüsse der Sexualität. — Kindliche Ungezogenheiten. Dissozialität und Kriminalität. Psychopathische Erscheinungen. — Neurotische Erscheinungen. — Schizophrene Erscheinungen. — Paranoische Erscheinungen. — Zyklische Erscheinungen. — Charaktereigentümlichkeiten der Schwachsinnigen. — Die Bedeutung der Körperbautypen: Die dysplastischen Formen. Die Bedeutung der Konstitution für die Fürsorgeerziehung.

Verlag von Julius Springer in Berlin W 9

Pädagogische Therapie für praktische Ärzte

von

Dr. Theodor Heller

Direktor der Erziehungsanstalt Wien-Grinzing

Mit 3 Textabbildungen

(Aus „Enzyklopädie der klinischen Medizin". Allgemeiner Teil. [230 S.] 1914)

8·40 Goldmark

Aus dem Vorwort.

Das vorliegende Werk ist aus der heilpädagogischen Praxis hervorgegangen und soll die Aufgabe erfüllen, denjenigen, die sich auf heilpädagogischem Gebiete praktisch betätigen, ein Führer und Wegweiser zu sein. Der Verfasser hat hier im wesentlichen niedergelegt, was sich in eigener, langjähriger Berufsarbeit bewährt hat.

Soweit dies in Rücksicht auf die besonderen Zwecke des Buches zulässig erschien, sind die empfohlenen Methoden psychologisch begründet und in diesem Sinne den meisten Kapiteln psychologisch-pädagogische Betrachtungen vorausgeschickt.

Inhaltsverzeichnis.

GPSR Compliance

The European Union's (EU) General Product Safety Regulation (GPSR) is a set of rules that requires consumer products to be safe and our obligations to ensure this.

If you have any concerns about our products, you can contact us on ProductSafety@springernature.com

In case Publisher is established outside the EU, the EU authorized representative is:

Springer Nature Customer Service Center GmbH
Europaplatz 3
69115 Heidelberg, Germany

Batch number: 10844623

Printed by Printforce, the Netherlands